Apprivoiser ses émotions

L'intelligence des situations

Groupe Eyrolles
61, bd Saint-Germain
75240 Paris Cedex 05

www.editions-eyrolles.com

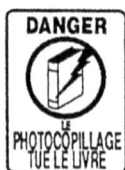

© Groupe Eyrolles, 2008
ISBN : 978-2-212-54066-6

Daniel Ravon

Apprivoiser
ses émotions

L'intelligence des situations

EYROLLES

Dans la même collection, chez le même éditeur :

Juliette Allais, *La psychogénéalogie*

Juliette Allais, *Au cœur des secrets de famille*

Valérie Bergère, *Moi ? Susceptible ? Jamais !*

Sophie Cadalen, *Inventer son couple*

Christophe Carré, *La manipulation au quotidien*

Marie-Joseph Chalvin, *L'estime de soi*

Michèle Declerck, *Le malade malgré lui*

Ann Demarais, Valerie White, *C'est la première impression qui compte*

Jacques Hillion, Ifan Elix, *Passer à l'action*

Lorne Ladner, *Le bonheur passe par les autres*

Lubomir Lamy, *L'amour ne doit rien au hasard*

Dr. Martin M. Antony, Dr. Richard P. Swinson, *Timide ? Ne laissez plus la peur des autres vous gâcher la vie*

Virginie Megglé, *Couper le cordon*

Virginie Megglé, *Face à l'anorexie*

Virginie Megglé, *Entre mère et fils*

Ron et Pat Potter-Efron, *Que dit votre colère ?*

Patrick Ange Raoult, *Guérir de ses blessures adolescentes*

*Dans la série « Les chemins de l'inconscient »,
dirigée par Saverio Tomasella :*

Saverio Tomasella, *Oser s'aimer*

Catherine Podguszer, Saverio Tomasella, *Personne n'est parfait !*

Christine Hardy, Laurence Schifrine, Saverio Tomasella, *Habiter son corps*

Gilles Pho, Saverio Tomasella, *Vivre en relation*

Martine Mingant, *Vivre pleinement l'instant*

Table des matières

© Groupe Eyrolles

Deuxième partie
Les coulisses des émotions

TROISIÈME PARTIE

Gérer les émotions pénibles
une par une

Introduction

Apprivoiser nos émotions, pourquoi ? Peut-être avant tout parce qu'elles sont nôtres : nous sommes dotés de capacités émotionnelles, tout comme nous sommes dotés de mains et de pieds, de perceptions, d'imagination et de langage. L'affectif est un héritage humain et animal[1], un potentiel, à bien utiliser, comme toute ressource. Apprivoiser nos émotions, c'est apprendre à les gérer, et aussi apprendre à accepter plus volontiers leur intervention dans notre vie. La première étape, pour cela, est de mieux les connaître. Du moins y a-t-il des bases à comprendre pour être émotionnellement autonomes. Nos lointains ancêtres chasseurs-cueilleurs, qui vivaient dans un milieu naturel, n'avaient peut-être pas besoin de comprendre leurs émotions : il leur suffisait de les éprouver. Aujourd'hui, c'est différent : un écart s'est creusé entre notre nature humaine biologique et notre environnement civilisé. Il nous est impossible d'être spontanément naturels dans un environnement qui ne l'est plus : notre nature

---

1. Nous entendons parfois dire que les animaux sont de pures « machines », sans facultés mentales ni affectives. Cette erreur était courante chez les savants au XXᵉ siècle, jusqu'aux travaux de Jane Goodall sur les chimpanzés dans les années 1960. Le célèbre naturaliste Charles Darwin, cent ans plus tôt, était déjà convaincu qu'une partie des animaux possédaient un psychisme et des émotions.

n'est pas faite pour cela, et nos facultés de compréhension sont requises pour raccorder nos réactions émotionnelles et nos conditions de vie. Une simple compilation de directives pratiques du type : « dans telle situation, faites telle chose » serait insuffisante[1] ; cet ouvrage suppose que le lecteur est prêt à consacrer du temps et de l'attention à comprendre les émotions dans leur ensemble[2].

Le malaise dans la civilisation

De nos jours, les émotions sont pour partie absentes, pour partie surfaites et pour partie indésirables. Absentes parce que, jusqu'à une date récente, les discours savants se contentaient de distinguer l'esprit et le corps, en négligeant les spécificités des émotions[3]. Surfaites parce que, quand les prêtres, les chanteurs de charme et les astrologues parlent d'amour, cela sonne souvent creux, comme des clichés romantiques exagérés pour la bonne cause. Indésirables, parce que l'expression des émotions ressemble souvent à un chantage aux sentiments, et parce que nous avons tous eu, depuis l'enfance, notre part de chagrins, remords, angoisses, rancunes et autres émotions pénibles. Pourtant, tout un courant de notre culture veut croire en la possibilité d'une vie affective authentique et gratifiante. Même les plus cyniques croient au moins en l'amitié. Une certaine passion se laisse entrevoir dans le jeu, l'art et les romans d'aventures. Reste

---

1. Vu la diversité innombrable de nos occasions de ressentir des émotions, une telle compilation serait épaisse comme une encyclopédie, difficile à assimiler, et tendrait à faire de nous des robots conventionnels.
2. Le lecteur uniquement désireux de régler au plus vite les quelques difficultés émotionnelles qu'il rencontre pourrait envisager plutôt de prendre conseil, ou de suivre une formation.
3. Certains phénomènes affectifs difficiles à ignorer sont classiquement attribués à l'esprit, comme l'esthétique et les jugements de valeur, et d'autres sont attribués au corps, en tant que « pulsions », instincts ou effets hormonaux.

à savoir si nous possédons, aujourd'hui, les moyens d'atteindre cette vie affective authentique et gratifiante qui tient du paradis perdu[1]. Certains ont renoncé, leur vécu émotionnel ressemblant trop à un mauvais marché ou à un piège, et demandent plutôt la tranquillité, une anesthésie générale de leurs émotions. D'autres ont peut-être déjà atteint la « terre promise » émotionnelle, sans l'avoir fait exprès et sans savoir expliquer comment – en tout cas, les ouvrages des chercheurs de l'université ne nous aident guère pour l'instant à reproduire les succès qui auraient été remportés accidentellement ici ou là. Les sciences humaines sont toutefois plus jeunes que les mathématiques ou la physique. La psychologie des émotions commence peut-être à peine à révéler son potentiel.

Pleins feux sur les émotions

Aujourd'hui, une partie des neurologues qui étudient le cerveau se sont mis à s'intéresser aux émotions, en profitant des progrès de l'imagerie médicale et de la biochimie. Une partie des psychiatres se détournent des vues classiques de la psychiatrie et de la psychanalyse pour s'intéresser davantage à la dimension émotionnelle des troubles de leurs patients : anxiété et dépression notamment. Presque toutes les écoles de psychologie humaniste et de thérapie brève mettent désormais en avant le travail sur les émotions, alors que ce sujet les laissait indifférentes il y a vingt ans. Au sein de la psychologie humaniste, une doctrine de développement personnel appelée « intelligence émotionnelle » s'est mise à promouvoir une hygiène de vie dont les points clés sont : la promotion de l'optimisme, la reconnaissance de nos propres émotions et de celles des autres, la reconnaissance de leur « message », l'encouragement à parler

---

1. Paradis perdu comment, et quand ? Individuellement, quand nous sommes sortis de l'enfance ou du ventre de notre mère ? Collectivement, il y a cent ans ou trois mille ans ?

d'elles, et la promotion d'une morale à base de non-violence et de compassion. Tout cela peut-il n'être qu'un effet de mode ? Les émotions semblent plutôt avoir gagné durablement le droit d'être reconnues et discutées comme des faits. La querelle de préséance opposant raison et émotions est déjà un combat d'arrière-garde. Les questions d'actualité sont plutôt : « quel genre d'émotions : le tourment et le psychodrame, ou les bienfaits ? Quelle articulation entre l'intelligence et les émotions ? »

L'approche des émotions par l'intelligence des situations

C'est l'approche employée dans ce livre. Il nous est impossible de commander directement à nos émotions, qui sont des facultés réactionnelles, indépendantes de notre volonté. Il existe pourtant des recettes d'action indirecte sur nos émotions, la plupart applicables après coup, comme le procédé bien connu qui consiste à prendre un temps pour respirer et retrouver notre calme quand nous sommes fâchés. L'approche des émotions par l'intelligence des situations peut, elle aussi, servir après coup, sous la forme d'un réexamen des situations d'émotion où nous sommes plongés. Elle présente cependant l'avantage d'être aussi une approche préventive, qui nous apprend à juger intuitivement les situations de notre vie de telle sorte que nos émotions s'avèrent satisfaisantes du premier coup, sans nécessité d'y revenir. Un tel apprivoisement de nos émotions peut se produire spontanément avec l'âge, au fur et à mesure que notre compréhension des situations de notre vie s'améliore ; c'est plus ou moins rapide, selon nos dons d'observation et notre volonté d'apprendre. Le travail sur les émotions par l'intelligence des situations vise à accélérer nos progrès. Il s'accomplit par emprunt d'idées éclairantes à des personnages aussi divers que Machiavel ou Jésus de Nazareth. Sans espérer réussir à juger les choses objectivement, un travail consciencieux d'intelligence des situations se propose de nous offrir une multiplicité d'éclairages possibles sur les diverses situations de la vie, pour plus de flexibilité émotionnelle.

Le fondement universitaire de l'approche des émotions par l'intelligence des situations est la psychologie dite « cognitive », qui attribue à la subjectivité un rôle capital dans les processus émotionnels. En d'autres termes, nos émotions dépendent de notre appréciation subjective des situations de notre vie, appréciation ou interprétation qui peut être consciente ou intuitive. Un réexamen de ces situations, un recadrage de notre façon de les voir, une meilleure compréhension ou « intelligence » de ces situations, peut avoir pour résultat de modifier notre condition émotionnelle. Prenons un exemple.

Réunion à la première heure : Agnès, Bernard et Charles attendent depuis vingt minutes l'arrivée de Xavier, dont la présentation est essentielle pour lancer la réunion. Agnès est légèrement contrariée, et songe à retourner à son poste de travail. Bernard, qui a une réputation de soupe au lait, regarde sa montre, et grogne en faisant des commentaires irrités. Charles se dit que le retard de Xavier a peut-être de bonnes raisons ; dans le doute, il reste serein. Xavier arrive enfin, et explique que sa femme se sentait mal, et qu'il a dû accompagner sa fille à l'école. Agnès écoute à peine : elle comprend surtout que la réunion va enfin pouvoir commencer. Bernard, qui était irrité, se calme aussitôt, parce que, pour lui, la famille est sacrée, et passe avant le travail. Quant à Charles, qui était calme, le voilà de mauvaise humeur ! L'excuse de Xavier lui paraît cavalière, peu professionnelle : Charles comprend surtout que Xavier est un lève-tard, mal organisé, qui se laisse surprendre à la dernière minute. Il foudroie Xavier du regard, et lui dit d'un ton glacial : « Vous auriez pu appeler pour prévenir de votre retard ! »

Les réactions émotionnelles différentes d'Agnès, Bernard et Charles peuvent s'expliquer par leur appréciation différente de la même situation. S'il s'avérait que Xavier a effectivement averti de son retard la secrétaire de direction, qui a omis de transmettre le message, cette information nouvelle pourrait-elle radoucir Charles vis-à-vis de Xavier ?

Au sein de la psychologie cognitive des émotions, il existe d'autres approches plus ou moins développées et sérieuses, cousines de l'approche adoptée ici. La thérapie cognitivo-comportementale, principalement réservée aux psychiatres, est surtout faite pour les troubles diagnostiqués, comme les phobies et la dépression. Elle est moins adaptée à la vie quotidienne et aux situations complexes. Elle a hérité de quelques traits de la « thérapie comportementale émotivo-rationnelle » d'Albert Ellis, disparue depuis.

Plusieurs théories universitaires, appelées « théories de l'évaluation cognitive » ou « théories de l'*appraisal* », sont le noyau dur de la psychologie cognitive des émotions[1]. Toutefois, elles se concentrent volontiers sur quelques points difficiles de théorie, au lieu d'exploiter leur potentiel en termes d'aide au développement personnel. Le psychologue Richard Lazarus[2] a proposé en 1991 un tableau pour quinze émotions courantes, qui, sans être complètement fiable, donne une bonne idée de ce qu'est la psychologie cognitive des émotions :

Ensemble de critères d'appréciation subjective d'une situation	Émotion provoquée, selon Richard Lazarus
Moi et les miens sommes offensés ou avilis.	Colère
Je fais face à une menace pour mon existence, menace toutefois incertaine.	Anxiété
Je rencontre un danger physique immédiat, concret et écrasant.	Peur

.../...

1. Les chercheurs Magda Arnold, Richard Lazarus, Susan Folkman et Klaus Scherer ont travaillé sur ces théories ; Klaus Scherer dirigeant actuellement une unité de recherche sur les émotions à l'université de Genève.
2. *Emotion and Adaptation*, Oxford University Press, 1991.

© Groupe Eyrolles

.../...

J'ai transgressé un impératif moral.	Culpabilité
J'ai échoué à être à la hauteur d'un idéal.	Honte
J'ai subi une perte irrévocable.	Tristesse
Je veux ce que quelqu'un d'autre possède.	Envie
J'en veux à quelqu'un de me faire perdre l'affection d'une personne, ou de menacer de me la faire perdre.	Jalousie
J'absorbe quelque chose d'indigeste, au sens propre ou au sens figuré, ou bien j'en suis trop proche.	Dégoût
Je fais des progrès raisonnables vers la réalisation d'un but.	Bonheur, joie
Mon image s'améliore grâce à la possession d'une chose précieuse ou à la paternité d'un accomplissement, éventuellement par procuration, en m'identifiant à un groupe.	Fierté
Des conditions pénibles, contraires à mes buts, se sont améliorées ou ont disparu.	Soulagement
Je crains le pire, mais j'aspire à quelque chose de mieux.	Espoir
Je désire une affection, ou je participe à cette affection, habituellement avec réciprocité, mais pas nécessairement.	Amour
Je suis ému par la souffrance de quelqu'un et désireux de l'aider.	Compassion

Parmi les approches cousines de celle de ce livre, il y a aussi la « pensée positive », qui se décline en plusieurs variantes d'autosuggestion, depuis la méthode Coué jusqu'à la promotion de l'optimisme, en passant par le : « tu peux si tu veux ». La pensée positive est pauvre en contenu ; elle équivaut souvent à dire : « débrouillez-vous ». Elle s'associe volontiers aux discours relativistes ou constructivistes qui ont fleuri au XXe siècle, du type : « c'est tout dans la tête, c'est psychologique ». Notre approche des émotions par l'intelligence des situations ne doit pas être confondue avec ce relativisme, qui disqualifie nos opinions comme interchangeables, et nous décourage d'agir sur notre environnement réel. Notre approche maintient que les problèmes sont parfois dans notre tête et parfois dans les faits, d'où un travail à effectuer au cas par cas. Il nous est peut-être impossible d'acquérir des certitudes sur la réalité des faits ; pour autant, notre meilleure estimation des faits et notre intime conviction jouent un rôle capital.

Les cinq buts typiques d'un travail sur les émotions

Buts généraux	Orientations de travail correspondantes
Le confort psychologique et la santé	Gérer les émotions pénibles ou « négatives », comme la colère ou l'anxiété.
Le bonheur personnel	Développer les émotions gratifiantes ou « positives ».
La réussite	Augmenter l'habileté sociale et l'efficacité professionnelle.
L'avènement d'un monde meilleur	Encourager certaines dispositions éthiques, comme la tolérance ou la générosité.
Les progrès de la science	Décrire fidèlement les émotions, les définir et les répertorier, et expliquer leur fonctionnement.

La gestion des émotions pénibles est l'une des deux priorités majeures de ce livre[1]. Jusqu'à un certain point, nous faisons notre affaire personnelle de nos émotions pénibles, sans forcément rechercher un soutien ou une aide. Toutefois, même cette aide peut prendre des formes assez différentes et graduées, qui sont passées en revue au chapitre 2. La troisième partie du livre contient des exercices et exposés aidant à gérer la colère, la tristesse, la honte et la peur, et quelques autres phénomènes émotionnels dits « négatifs » qui en sont proches, comme l'antipathie, l'envie, le mépris et la frustration. Bien sûr, le chapitre consacré à la peur traite surtout de la crainte, de l'anxiété et de l'inquiétude, plutôt que de la peur classique au sens d'une épouvante ou d'une terreur.

L'autre priorité majeure du livre est l'explication du fonctionnement des émotions, en mettant temporairement de côté les enjeux pratiques. C'est là davantage que de la simple curiosité : une telle étude compte aussi pour rendre possible un travail pratique digne de ce nom. En effet, de nombreuses idées contradictoires circulent à propos des émotions, et les exercices pratiques tendent à être coupés et perturbés par les objections les plus variées, comme : « Mais les émotions sont des réactions hormonales – Mais les émotions sont contagieuses, regardez par exemple ce qui se passe sur les marchés boursiers – Mais les émotions sont incontrôlables – Mais tout se joue dans l'enfance – Mais les émotions nous indiquent la voie à suivre, c'est la sagesse du corps – Mais les émotions sont capricieuses, il faut savoir s'en détacher – Mais il n'y a rien à comprendre, il faut juste ressentir les choses, c'est tout. » Pour aller au-delà du bricolage superficiel, et apprivoiser durablement nos émotions, il nous est indispensable d'avoir d'abord les idées claires sur quelques notions de base. Le chapitre 1 fait un tri parmi ce qui se dit actuellement sur les émotions

---

1. Avec pour but général le confort psychologique, et non la santé : je ne suis pas médecin.

dans les cercles scientifiques ; c'est un chapitre à ne pas manquer, qui donne des clés essentielles pour la suite.

Cet ouvrage accorde beaucoup d'importance au bonheur personnel. Si nous sommes moins heureux que nous ne le voudrions, c'est peut-être avant tout parce que notre héritage culturel ne nous en donne pas les moyens. Nous avons reçu des conseils de bonheur multiples et contradictoires, qui ne sont pas si efficaces que cela, même lorsqu'ils se présentent comme originaux ou dissidents : par exemple, cela fait au moins deux mille ans que nous sommes régulièrement mis en garde contre le matérialisme, et, à chaque fois, c'est présenté comme révolutionnaire ! Trop souvent, la faute de nos déconvenues est rejetée sur nous : « il n'y a pas de recette, chacun doit trouver son chemin, c'est à chacun de savoir apprécier sa chance ». Ce livre entreprend de poser des bases de travail saines pour, à terme, augmenter notre bonheur par un apprivoisement de nos émotions gratifiantes. Cela inclut nos émotions positives courantes comme nos joies et nos amours, mais aussi d'autres émotions moins connues ; le chapitre 3 en dit davantage là-dessus.

Ce livre accorde également une grande importance aux questions éthiques. Il aborde de façon particulièrement détaillée la façon dont nos convictions éthiques influencent notre vécu émotionnel. Il s'intéresse notamment aux coûts émotionnels cachés des nobles intentions, coûts cachés en termes d'anxiété, d'inquiétude et d'aigreur. Le chapitre 5 et la troisième partie s'efforcent de donner une plus grande hauteur de vue et une plus grande flexibilité émotionnelle sur les situations à forts enjeux éthiques.

Vous aider à réussir socialement ne fait pas partie des priorités de cet ouvrage. Vous y trouverez tout de même de quoi prévenir les risques de psychodrames et de manipulation. Le chapitre 4 contient des conseils basés sur l'idée que l'émotion est, dans la communication, un message précieux, car commode et synthétique, mais aussi un message comme un autre, qui peut être plus ou moins judicieux et justifié. L'important est surtout de voir comment nous accueillons ce message, et comment nous y répondons ; c'est ce qui est fait, émotion par émotion, dans la troisième partie du livre.

Test préalable à la lecture

Voici un test qui vous prodiguera des conseils de précaution et des encouragements personnalisés concernant la lecture de ce livre. Ce test se fonde sur un petit nombre de critères choisis spécialement pour l'occasion, et non sur un inventaire général des types de personnalité.

Ces affirmations reflètent-elles votre vécu et vos opinions ?	Non (ou : ça ne veut rien dire)	Plutôt non (ou : le sujet m'est indifférent)	Plutôt oui (ou : le plus souvent)	Oui
(cochez les cases)	0 point	1 point	2 points	3 points
1. Je me laisse guider par mes sentiments, même si c'est déraisonnable.				
2. J'ai besoin d'une ambiance de travail sereine et confortable.				
3. On dit que je suis une personne chaleureuse.				

.../...

11

Ces affirmations reflètent-elles votre vécu et vos opinions ?	Non (ou : ça ne veut rien dire)	Plutôt non (ou : le sujet m'est indifférent)	Plutôt oui (ou : le plus souvent)	Oui
(cochez les cases)	0 point	1 point	2 points	3 points
4. J'ai facilement les larmes aux yeux à la fin d'un film ou d'un roman tristes.				
5. J'évite de m'attacher, de peur de souffrir.				
6. Cela m'attendrit de voir les gens sourire.				
7. Quand les choses vont mal, j'ai l'impression que c'est de ma faute.				
8. J'ai du mal à dire non.				
9. Les soucis me donnent des insomnies.				
10. L'émotion me fait perdre une partie de mes moyens quand je parle en public.				
11. L'indifférence est une chose inhumaine.				

.../...

...∕...

12.	Toutes les relations devraient être des relations « gagnant-gagnant ».					
13.	Il est important que la sexualité soit une découverte de l'autre.					
14.	C'est anormal d'aimer la violence : guerre, films et jeux vidéo sanglants.					
15.	C'est important de lutter contre les exclusions.					
16.	C'est malsain d'aimer avoir du pouvoir sur les autres.					
17.	Entre personnes de bonne volonté, on peut toujours s'entendre.					
18.	Nul n'a le droit d'être heureux tout seul.					
19.	C'est révoltant d'humilier quelqu'un : reproches, bizutages, boucs émissaires...					
20.	Souvent, l'inaction est coupable.					

Totalisez séparément vos points pour les questions 1 à 10 (total A) et pour les questions 11 à 20 (total B).

Si vos deux totaux sont élevés (A+B supérieur ou égal à 38) :

Sans que ce test soit basé sur un inventaire général des types de personnalité, nous pouvons vous décrire sans trop de doute comme « empathique »[1]. Émotif et serviable, parfois trop, vous accueillez volontiers les conseils permettant de mieux gérer vos émotions. Ce livre peut vous faire gagner en hardiesse et en indépendance, grâce à une meilleure gestion des situations conflictuelles et une déculpabilisation sur de nombreux points. Pour que vous puissiez profiter de ce livre, beaucoup dépendra de votre disponibilité d'esprit sur la question des émotions. En effet, vous avez besoin d'une reconnaissance régulière de vos qualités de cœur, et cela vous aura peut-être rendu réceptif à des discours déjà largement diffusés qui, tout à la fois, valorisent les émotions et présentent l'intelligence comme froide et critique. Ce livre emprunte une autre voie, puisqu'il fait appel aux ressources de l'intellect pour comprendre les émotions. Si cette voie vous semble acceptable, votre lecture sera récompensée.

Si vos deux totaux sont bas (A+B inférieur ou égal à 23) :

Vous avez la réputation d'être d'humeur relativement égale, voire d'être réservé ou indifférent. Pourtant, vous avez une affectivité, qui s'exprime notamment par des amitiés, des liens familiaux, des goûts, et peut-être une passion pour votre travail ou pour des *hobbies*. Ce test paraît indiquer que vous accordez beaucoup de temps et d'attention soit à votre vie inté-

---

1. Il y a plusieurs définitions de l'empathie, par exemple : une disposition à se mettre à la place des autres, ou : une disposition à parler des émotions et à les remarquer chez les autres. La *Process Communication*® définit six types de personnalité dont un type « empathique », qui représenterait 30 % de la population. L'empathie est souvent confondue, probablement à tort, avec l'extraversion, ou avec la promotion de valeurs humanistes ; or, les émotions font partie de la vie de tous, y compris des personnes plus introverties ou dont les opinions sont plus nuancées.

rieure, soit à votre rapport aux choses, par opposition à votre rapport aux gens. Vous vous méfiez de la langue de bois et des fausses promesses ; la psychologie des émotions peut éventuellement vous apparaître comme un bavardage spécieux. Les émotions sont néanmoins un objet d'étude comme un autre, potentiellement passionnant : tout dépend des chercheurs et des auteurs. Il est difficile de prédire exactement ce que ce livre vous apportera ; toutefois, son approche scrupuleuse et son ton démystificateur devraient vous plaire.

Si c'est surtout votre total A qui est élevé (A+B entre 24 et 37 ; A = B+5 ou davantage) :

Peut-être la vie vous a-t-elle appris à vous méfier des beaux discours, et préférez-vous « cultiver votre jardin », comme disait Candide dans le conte de Voltaire. Ou bien peut-être avez-vous simplement l'esprit ouvert, sans opinion définitive sur les choses. Vous êtes, en tout cas, une personne sensible : vos émotions vous posent régulièrement des difficultés. Les émotions n'ont pas toujours raison, pas plus que l'intelligence : elles se manifestent souvent à mauvais escient. Vous apprendrez ici à mieux les gérer, en faisant un tri au cas par cas. Si vous avez déjà lu d'autres ouvrages sur les émotions, notamment des livres insistant sur le rôle du corps et du cerveau, vous serez peut-être dépaysé par l'approche plus purement psychologique adoptée ici. C'est l'occasion de découvrir d'autres possibilités.

Si c'est surtout votre total B qui est élevé (A+B entre 24 et 37 ; B = A+5 ou davantage) :

Vous êtes une personne de conviction, soucieuse de contribuer au bien général. Remarquez que ce test mesure seulement votre adhésion à certaines normes éthiques largement répandues de nos jours, et non votre tendance personnelle à émettre des jugements. Vous êtes peu sensible, au sens habituel du terme. Vous pouvez cependant éprouver des ennuis

15

émotionnels chroniques tels que : irritation, inquiétude et anxiété, notamment s'agissant de problèmes sociaux, écologiques ou géopolitiques. Au pire, vous pourriez être sur la voie de la misanthropie[1]. Si vous êtes surtout animé par la curiosité scientifique ou le désir d'efficacité personnelle, ou si vous êtes plus généralement disposé à entendre des opinions argumentées différentes des vôtres, la lecture de ce livre vous sera facile. En revanche, si votre intention est plus militante, si vous êtes déjà dans une logique de transmission aux autres, et si vous cherchez surtout des confirmations et des soutiens, il est improbable que ce livre soit fait pour vous.

Si vos deux totaux sont moyens (A+B entre 24 et 37 ; 4 points d'écart maximum entre A et B) :

Il apparaît que vous gérez déjà plutôt bien vos difficultés émotionnelles occasionnelles. Vos opinions sur les questions morales sont éclectiques, ou peu tranchées. Ce que vous attendez de ce livre est probablement un perfectionnement de votre habileté sociale et professionnelle, comme la diplomatie, la maîtrise du trac, l'amélioration de l'image que vous projetez, et la gestion des crises et du « stress » occasionnels. Vous êtes peut-être également curieux d'en apprendre davantage sur les émotions. Ce livre contient de quoi vous satisfaire, du moins si vous accueillez favorablement son optique, c'est-à-dire la psychologie cognitive des émotions.

---

1. Voir le titre d'un ouvrage récent, écrit par un ancien collaborateur du commandant Cousteau : Yves Pascalet, *L'Humanité disparaîtra, bon débarras*, J'ai lu, 2007.

Les enjeux des émotions

Les émotions constituent, à ce jour, l'une des régions les moins bien cartographiées de la nature humaine. Elles forment un domaine vaste et foisonnant, avec beaucoup de zones obscures, au sujet duquel nous entendons dire et promettre tout et son contraire. Même quand nous croyons savoir ce que nous attendons d'un travail sur nos émotions, il arrive que nos souhaits et nos objectifs entrent en contradiction les uns avec les autres, sans que nous en ayons conscience. Il convient donc d'avoir les idées plus nettes sur la nature des émotions et leurs potentialités. Dans cette première partie du livre, les cinq buts typiques d'un travail sur les émotions[1] nous serviront de fil conducteur pour dessiner progressivement une conception cohérente des émotions, conception qui guidera ensuite notre travail pratique.

---

1. Buts mentionnés dans l'introduction : le progrès de la science, la diminution des tourments, l'augmentation du bonheur, la réussite sociale et la contribution éthique.

© Groupe Eyrolles

Apprendre à connaître les émotions

Savoir et pouvoir

Comment et jusqu'à quel point nous est-il possible de travailler sur nos émotions ? D'une façon générale, la science tend à fournir des moyens pratiques d'action. Dans le cas des émotions, c'est encore mieux : étudier nos émotions, c'est déjà, dans une certaine mesure, influencer nos états émotionnels, même sans travail pratique derrière ! En effet, d'après la psychologie cognitive des émotions, les idées que nous nous faisons sur nos émotions ont elles-mêmes une importance émotionnelle. Travaillons sur un exemple (voir schéma) : il arrive malheur à une personne que nous détestons – éventuellement un personnage public, comme un homme politique impopulaire ou un terroriste. Cela nous réjouit plus ou moins. Puis, nous réalisons que nous nous réjouissons du malheur d'autrui. Alors, nous avons plus ou moins honte.

1. Perception d'une situation initiale

Ex. : il arrive malheur à une personne que nous détestons.

2. Émotion initiale

Ex. : cela nous réjouit plus ou moins.

3. Perception d'une situation plus globale, qui nous inclut avec notre émotion initiale

Ex. : nous nous apercevons que nous nous réjouissons du malheur d'autrui.

4. Émotion complémentaire

Ex. : nous avons plus ou moins honte.

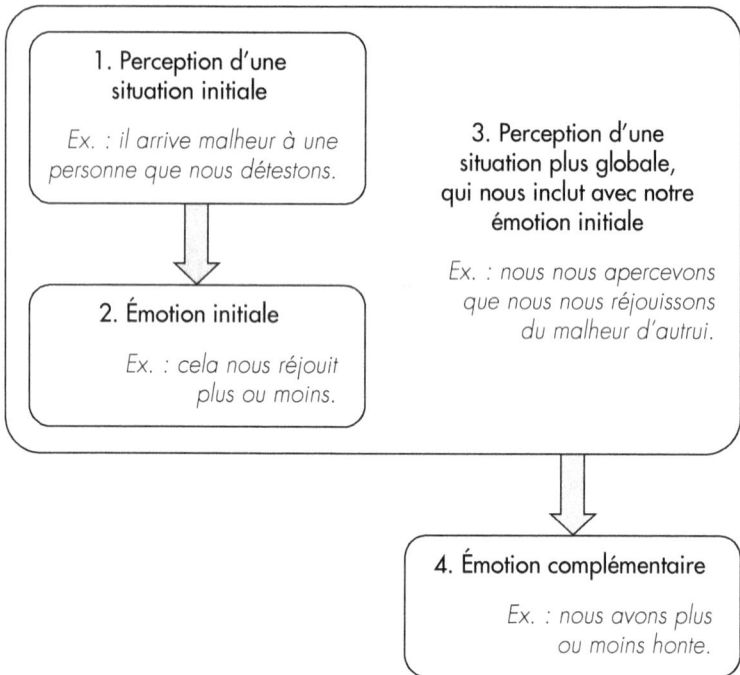

Tout événement extérieur est susceptible d'éveiller chez nous des émotions, selon la perception que nous en avons (étapes 1 et 2 du schéma). Toutefois, les événements intérieurs, nos propres réactions aux événements extérieurs, nous fournissent aussi matière à émotion, selon la perception que nous en avons (étapes 3 et 4). En nous renseignant sur les émotions, nous modifions la façon dont nous interprétons nos propres réactions émotionnelles. Ainsi, même sans le faire exprès, nous sommes déjà en train de faire un travail d'intelligence des situations (au niveau de l'étape 3), et nous modifions notre tendance à éprouver des émotions complémentaires (étape 4).

Dans l'exemple du schéma : en nous renseignant sur la sympathie et l'antipathie, nous apprendrons peut-être qu'il est tout à fait normal de nous réjouir du malheur de quelqu'un, dans la mesure où nous percevons cette personne comme antagoniste, c'est-à-dire concurrente, opposante ou ennemie. Certes, ce propos est à nuancer : il y a le plus souvent ambivalence dans les relations entre personnes, c'est-à-dire un mélange d'affinité et d'antagonisme. De plus, ce que nous décidons concrètement de faire – par exemple aider cette personne ou pas – est une autre histoire, qui peut tenir compte d'autres facteurs que nos émotions. En tout cas, une meilleure information peut atténuer la honte ressentie.

L'information sur les émotions est à double tranchant : elle peut aggraver notre condition émotionnelle au lieu de l'améliorer. Par exemple, de nombreuses vulgarisations scientifiques sur les émotions sont alarmistes, à la façon du Docteur Knock[1], et, sous prétexte de nous apporter la bonne parole d'une guérison possible, nous présentent certaines de nos émotions comme plus dangereuses ou anormales qu'elles ne sont. Ces émotions seraient trop intenses, trop longues, elles arriveraient au mauvais moment, seraient immorales... Pareille dramatisation a pour effet de nous faire éprouver des craintes et culpabilités surajoutées, en plus des émotions que nous éprouvons déjà.

La philosophie des vertus

La psychologie faisait autrefois partie de la philosophie. Les philosophes parlaient de « passions » plutôt que d'émotions, et ce qu'ils entendaient par là était variable. Souvent, la philosophie des passions était plus morale

---

1. « Est-ce que ça vous chatouille, ou est ce que ça vous gratouille ? » Voir la pièce de Jules Romains, *Knock ou le triomphe de la médecine*, 1922, et le film interprété par Louis Jouvet (1933).

que psychologique, parlant par exemple de courage et de lâcheté plutôt que de peur. Souvent aussi, il était difficile de distinguer si les anciens philosophes parlaient de sentiments intimes, ou seulement de comportements observables dans certaines situations. Ainsi, quand une personne affronte un grave danger alors qu'elle aurait pu fuir, nous parlons de courage. Pourtant, que ressent cette personne ? Il y a de nombreuses possibilités. Peut-être sous-estime-t-elle le péril, et n'a-t-elle pas peur. Peut-être est-elle désespérée, affrontant le danger parce que sa possibilité de fuite est coupée. Peut-être est-elle ambitieuse, désireuse de briller. Peut-être aime-t-elle le risque. Peut-être est-elle résolue, prenant des risques exceptionnels parce qu'elle estime que l'enjeu de la confrontation en vaut la peine. Qui peut savoir ce qu'éprouve cette personne ? Parler de courage est commode, car cela décrit en peu de mots ce que nous voyons ; c'est néanmoins très vague, s'agissant de décrire une émotion.

Le langage psychologique d'aujourd'hui continue d'établir des correspondances peut-être imaginaires entre les sentiments intimes et les situations observables. Ainsi, le « sentiment de culpabilité » existe-t-il, en tant qu'émotion claire, distincte et commune à tout le monde ? Quand nous nous trouvons dans une situation où nous sommes peut-être en faute, tout en ayant des excuses possibles, avons-nous honte ? Sommes-nous chagrinés d'avoir blessé des personnes qui comptent pour nous ? Avons-nous peur de représailles ? Sommes-nous révoltés à l'idée d'être injustement punis ? Sommes-nous pleins d'aigreur contre nos accusateurs potentiels ? Sommes-nous en train de plaider mentalement notre cause avec inquiétude, comme si nous étions au tribunal ? Dire : « je me sens coupable » est une façon commode de parler, qui sera à peu près comprise. Existe-t-il pour autant dans la nature humaine une émotion spécifique de culpabilité ? De même pour le « sentiment de frustration », le « sentiment d'impuissance », et ainsi de suite. Plutôt que des émotions en soi, ce sont peut-être des façons commodes d'évoquer des situations complexes, dans lesquelles peuvent intervenir, ou non, plusieurs émotions.

Malgré les conventions de langage, le malentendu demeure possible. Considérons ce dialogue comique :

« Je suis réduit à l'impuissance ! Je te laisse imaginer comment je me sens.

– Tu veux dire que tu es soulagé d'être déchargé de toute responsabilité, grâce à ton impuissance ? Ou alors que tu éprouves un doux sentiment d'abandon à l'idée d'être entre les mains du destin ? »

Dans ce livre, nous donnons un sens précis au mot « émotion » : un processus mental et corporel, avec des causes et des effets. Nous n'essayons pas de préciser le sens des mots de « sentiment », « ressenti » et « affectivité », employés de façon plus large et polyvalente : ils peuvent s'appliquer à un jugement irrationnel, ou désigner une donnée psychologique stable comme une préférence ou un attachement. Nous évitons d'appeler « sentiment » une simple perception, ou un jugement intellectuel porté sur une situation : « sentiment » d'être abandonné, seul, confus, désapprouvé, ignoré, incompris, négligé, rejeté... En effet, catapulter au rang d'émotion n'importe lequel de nos jugements en y collant le mot « sentiment » est légèrement manipulatoire.

Les émotions primaires

Avec les travaux du philosophe Descartes, l'énumération traditionnelle des passions évolue et commence à devenir une liste d'émotions, au sens moderne du terme. Curieusement, dans sa liste des six « passions simples et primitives »[1], la peur est absente, car, pour Descartes, elle dépend du désir ! Aujourd'hui encore, à chaque fois qu'un auteur essaie d'établir une liste d'émotions « primaires » ou « fondamentales », c'est un peu la

---

1. Surprise, amour, haine, désir, joie et tristesse. *Traité des passions*, Éditions 10/18, 1965 (1649), article 69.

même chose : les éléments retenus semblent arbitraires. Il y a, en quelque sorte, trop ou pas assez d'émotions répertoriées. Les listes d'émotions présentées par les chercheurs sont à accueillir comme des propositions imprécises et incomplètes. En outre, les résultats des études faites sur une émotion relativement simple comme la frayeur ou la colère ne sont pas nécessairement valables pour toutes les émotions, lesquelles peuvent obéir à des lois plus complexes.

La bipolarité émotionnelle

Le philosophe Spinoza a décrit dans *L'Éthique* (1677) une sorte de symétrie des passions : la joie résulterait d'une augmentation de la perfection de l'âme, et la tristesse d'une diminution de la perfection de l'âme. L'amour serait en réalité la joie attribuée à une cause extérieure, et la haine la tristesse attribuée à une cause extérieure, et ainsi de suite. Cette vision symétrique est vivace dans la psychologie actuelle : émotions positives et négatives, attraction et répulsion, tension et relaxation, troubles bipolaires faisant alterner euphorie et déprime... Pourtant, du point de vue de la théorie de l'évolution, une émotion peut apparaître dans la nature humaine parce qu'elle remplit une certaine fonction, comme un organe, sans nécessairement avoir de contraire qui apparaîtrait en même temps. Par exemple, existe-t-il une émotion contraire de la surprise ? Même s'il existe de la bipolarité dans les émotions, c'est peut-être plutôt la diversité des fonctions des émotions qui est remarquable.

La sensibilité classique : maîtriser les passions par la raison

Plusieurs écoles de philosophie antique, notamment grecques et indiennes, ont présenté l'absence de troubles passionnels comme une tranquillité souhaitable, et ont prêché la maîtrise de soi, souvent assimilée à une maîtrise des émotions. Il y a un siècle à peine, le philosophe Alain écrivait que les « humeurs » comme la colère ou la « mélancolie » sont, au commencement, de petits « mouvements animaux » pour ainsi dire dus au hasard, qu'une « âme généreuse » doit négliger, au lieu de les fortifier en leur prêtant de l'attention, en leur donnant des mots pour s'exprimer, bref en mettant la raison à leur service[1]. Tout le contraire de « l'intelligence émotionnelle » d'aujourd'hui qui encourage à parler des émotions ! Même si cela se voit peu, la volonté de maîtrise rationnelle des passions est bien vivante aujourd'hui, pour au moins deux raisons. D'abord, nous sommes encore influencés par l'utopisme du siècle dernier, qui se propose d'améliorer rationnellement la société et l'économie grâce aux sciences exactes et à l'ingénierie. D'où la valeur accordée, par exemple, à l'objectivité, à l'impartialité, au dialogue « dépassionné » et à l'éducation. Ensuite, les guerres mondiales du XXe siècle ont été perçues comme des déferlements passionnels à maîtriser désormais, d'où la popularité de mots d'ordre tels que : renoncer à être « tout-puissant », savoir accepter la « frustration », être « mature », « adulte », « responsable », « tolérant » et « respectueux », toutes variantes contemporaines du vieux mot d'ordre de maîtrise de soi.

Cette volonté de maîtrise rationnelle implique des craintes concernant les émotions : elles sont réputées troubler notre jugement, nous faire perdre nos moyens, et nous faire agir d'une façon que nous regrettons plus tard. Pourtant, gare à la confusion entre les causes et les effets ! C'est peut-être plutôt un défaut de jugement qui est à l'origine des émotions regrettables.

© Groupe Eyrolles

1. *Éléments de philosophie*, Gallimard, 1991 (1916), livre cinquième, chapitre XII.

- Émilie est joyeuse et dit des sottises, comme si elle avait bu.
  Comment pouvons-nous savoir si la joie a diminué le discernement d'Émilie, ou si, au contraire, des idées sottes l'ont rendue joyeuse ? Parfois, nous croyons être sur le point de gagner ou de retrouver quelque chose, et nous nous trompons. L'espoir et la jovialité que nous éprouvons alors sont un faux espoir et une fausse joie. Mais est-ce la joie qui a troublé notre jugement, ou est-ce notre jugement erroné qui a causé notre joie ?

- Au café, des amis s'engagent dans une discussion politique. Au début, ils essaient d'expliquer raisonnablement leur point de vue, puis ils s'aperçoivent que leurs arguments sont moins efficaces que prévu : les réponses de type « oui, mais » se multiplient ; les problèmes ont des ramifications supplémentaires confuses qui surgissent sans cesse ; il y a désaccord sur la réalité des faits, sur les priorités, sur les risques, sur les chances de succès des politiques ; chacun donne l'impression de tenir à son idée par intérêt personnel ; enfin, les amis finissent par se fâcher en lançant des accusations en l'air et en martelant des propos simplistes.
  Est-ce la colère qui a fait perdre à ces amis leur clairvoyance et leurs moyens d'expression ? Ou bien est-ce, au contraire, le fait qu'ils échouent à s'expliquer qui a provoqué leur colère ? Les questions politiques sont difficiles. S'il nous suffisait d'être immunisés contre les passions pour devenir sages, savants, expérimentés, objectifs et éloquents, depuis le temps, nous le saurions !

La sensibilité romantique : à bas la raison, vive la passion !

Le romantisme est mal disposé vis-à-vis de tout ce qui est « raisonnable », entendant par là aussi bien l'intelligence théorique et bornée que les conventions sociales précautionneuses et hypocrites. L'aile dure du romantisme glorifie aussi les tourments émotionnels, jusqu'au crime ou au suicide passionnel, comme dans *Les souffrances du jeune Werther* (1774) de Goethe. La sensibilité romantique fleurit aujourd'hui partout, y compris dans la psychologie : éloge de la sensibilité, des émotions, du merveilleux, du symbolique, de la créativité, du naturel, de la spontanéité, de la franchise, de l'authenticité, et ainsi de suite. Les idées romantiques, certes sympathiques, présentent l'inconvénient de traiter les émotions comme sacrées ou taboues : les émotions devraient être prises telles quelles, sans analyse ; la pensée gâcherait leur poésie. Un langage mystique est parfois employé pour parler des émotions, décourageant tout effort de compréhension : « énergie émotionnelle », « communication émotionnelle directe de ventre à ventre ». Pour insister sur l'importance vitale des émotions, les auteurs de sensibilité romantique évoquent souvent le cas de personnes accidentées ayant subi des lésions aux lobes préfrontaux de leur cerveau, qui perdent une partie de leurs capacités affectives et deviennent ainsi inaptes à conduire leur vie, alors même que leurs capacités intellectuelles demeurent intactes[1]. Plusieurs ouvrages de psychologie des émotions développent une sorte de romantisme thérapeutique qui se propose de remédier à l'insensibilité, appelle à l'épanouissement émotionnel, et valorise les larmes, prises pour un signe d'humanité et de bonheur à venir[2].

Or, nous pouvons nous intéresser au rôle de notre esprit dans nos émotions tout en restant fidèles, si tel est notre souhait, à des exigences romantiques de sincérité des sentiments et d'émancipation personnelle. Le bouddhisme, par exemple, parle volontiers de cœur, et reconnaît pourtant que les « images mentales » peuvent avoir un impact émotionnel.

---

1. Ces exemples pathologiques sont *a priori* non représentatifs de notre vie courante : quel rapport entre une personne plutôt froide et un accidenté du cerveau ? Ces cas ont été originellement décrits dans l'ouvrage du neurologue Antonio Damasio, *L'Erreur de Descartes*, Odile Jacob, 2000 (1994). Antonio Damasio lui-même est plutôt de sensibilité classique, plaçant très haut la raison et les sciences.
2. Voir par exemple la conclusion de *Guérir*, Robert Laffont, 2003, du psychiatre David Servan-Schreiber ; *L'intelligence émotionnelle*, J'ai Lu, 2003 (1995) du psychologue Daniel Goleman, fin du chapitre 2 et chapitre 4 ; ou *L'ABC des émotions*, Dunod-InterÉditions, 2005 (1997), du psychologue Claude Steiner.

L'activité mentale comprend bien davantage que les froids calculs : elle est plus variée, incluant notamment l'imagination et l'intuition. Pour la psychologie cognitive des émotions, la pensée ne chasse pas forcément l'émotion : certaines activités mentales provoquent des émotions, et d'autres non, c'est tout. La psychologie cognitive des émotions se méfie également des témoignages d'épanouissement-minute, ressemblant à des conversions religieuses. C'est seulement en travaillant à améliorer notre compréhension des différentes situations de notre vie que nous pouvons remettre en service, une par une, certaines émotions qui auraient cessé de fonctionner chez nous.

La psychologie évolutionniste des émotions

Le naturaliste Charles Darwin est aussi un psychologue, ayant écrit notamment un ouvrage intitulé *L'Expression des émotions chez l'homme et les animaux*[1]. Son travail sur les émotions est un travail de défrichage, à la fois peu concluant et très ouvert. Selon Darwin, les processus mentaux, comme les instincts ou les émotions, sont susceptibles d'évolution, à l'instar des organes du corps. Même si les effets les plus évidents de la sélection naturelle sont des changements anatomiques visibles, comme le remplacement des nageoires des poissons par des pattes pour sortir de l'eau, la conformation du système nerveux est concernée elle aussi, et le psychisme qui va avec. Voici une tentative d'inspiration darwinienne pour distinguer cinq époques d'apparition des émotions.

---

1. Rivages, 2001 (1872). Darwin est surtout connu pour avoir posé les bases de la théorie de l'évolution, avec son livre *L'Origine des espèces*, Flammarion, 1992 (1859). Il sera souvent cité dans ce livre, car c'est un auteur qui, malgré le passage du temps, reste d'actualité. Ses observations de grande qualité sur la psychologie animale sont progressivement redécouvertes depuis les années 1960, après une période d'oubli où la plupart des universitaires refusaient de croire à l'existence de facultés mentales et émotionnelles chez les animaux.

Époque d'évolution	Type d'émotions apparues
Époque primaire ou « paléozoïque », où nos lointains ancêtres à sang froid sortaient d'un œuf et se débrouillaient ensuite seuls, comme les poissons.	Émotions permettant une réponse flexible aux stimulations de l'environnement, comme la peur.
Époque secondaire ou « mésozoïque », où nos ancêtres tels que les dinosaures avaient des rapports sociaux occasionnels, par exemple pour se disputer un territoire de chasse, pour s'accoupler, ou pour élever une progéniture.	Émotions avec fonctions élémentaires de communication, comme la colère permettant d'intimider.
Époque tertiaire ou « cénozoïque », où nos ancêtres mammifères vivaient en groupes à peu près stables.	Émotions à caractère social que nous trouvons aujourd'hui chez les mammifères sauvages.
Époque préculturelle ou « paléolithique », où nos ancêtres humains quittèrent la forêt pour s'aventurer sur la plaine en petits groupes, se redressant pour marcher debout, et devenant intelligents.	Certaines de nos émotions les plus intéressantes, comme nos facultés de plaisir émotionnel, datent peut-être de cette époque, hélas très mal connue, car les comparaisons avec les animaux actuels cessent d'être pertinentes, et toutes les traces matérielles ont disparu ; il faudrait pouvoir observer nos ancêtres en direct, ou au moins étudier leur système nerveux.
Époque tribale et civilisée, où les hommes se sont mis à vivre en groupes plus grands, avec une culture de tradition orale puis écrite, jusqu'à nos jours.	L'évolution biologique des émotions s'est peut-être arrêtée ici, car, dans un groupe nombreux, l'individu est moins exposé à l'action sélective de l'environnement naturel. Toutefois, une sélection sociale à l'intérieur du groupe a pu provoquer une autre sorte d'évolution biologique. Certains phénomènes affectifs comme l'estime ou le mépris ont pu apparaître à cette période.

L'apparition évolutive des émotions a été plus échelonnée que ne le dit la « théorie des trois cerveaux », formulée dans les années 1940. Celle-ci distinguait le cerveau reptilien, le cerveau limbique et le néocortex, et considérait le cerveau limbique comme le « cerveau des émotions ». Les neurologues reconnaissent aujourd'hui que toutes les parties du cerveau sont impliquées dans le fonctionnement des émotions.

Une question particulièrement intéressante posée par la psychologie évolutionniste concerne les émotions pénibles et les troubles psychosomatiques, qui diminuent le potentiel d'action à court terme de l'individu, et semblent donc défavorables à la survie. En quoi une humanité capable, notamment, de chagrin, de dépression et de désespoir se débrouille-t-elle mieux, en pratique, qu'une humanité qui ignorerait ces émotions ? Ces émotions pénibles procurent-elles à l'individu des avantages annexes, comme la possibilité d'obtenir de l'aide du groupe, ou d'autres avantages difficiles à distinguer ? Procurent-elles un avantage au groupe au détriment de l'individu, agissant par exemple comme une sorte de police « arrêtant » la personne ? Sont-elles un revers de médaille, la contrepartie désavantageuse d'un autre trait de notre nature qui nous procure par ailleurs des avantages plus importants ? Ou bien sont-elles le dysfonctionnement occasionnel d'un organisme humain globalement complexe, donc fragile ? Ces questions restent en suspens ; la bonne réponse sera éventuellement différente pour chaque trouble.

Comme toute science, la psychologie évolutionniste est à double tranchant, s'agissant d'influencer notre vécu émotionnel. Il existe, surtout dans les pays anglo-saxons, un darwinisme vulgaire, lourdement préoccupé de sélection sociale ou de « sélection sexuelle », qui explique n'importe quoi à la va-vite par la volonté de survivre à tout prix, par le désir de domination sociale, par la rivalité entre mâles pour féconder le plus de femelles possible, par les manœuvres des femelles pour s'assurer du soutien matériel des mâles, ou encore par la volonté des gènes eux-mêmes de se multiplier le plus possible. C'est une étrange philosophie de l'urgence et de la dure nécessité, qui à la fois excuse et dénonce les mauvais sentiments – colère et jalousie notamment – et donne lieu à des polémiques interminables sur l'égoïsme et l'altruisme. En filigrane, il y a la peur de manquer, la peur d'être éliminé si on n'est pas le meilleur, et le réflexe du croche-pied au concurrent. De tels débats sont anxiogènes, et contribuent à rendre notre vécu émotionnel plus tendu et difficile à gérer qu'autrefois. Il est malheureusement difficile, à moins d'avoir lu attentivement Darwin, de distinguer le bon grain de l'ivraie en matière d'évolutionnisme ; nous pouvons cependant être assurés qu'il y a de l'ivraie.

La théorie de William James : les émotions n'existent pas

Cette théorie centenaire a été remise au goût du jour par le neurologue Antonio Damasio[1]. En résumé, il n'existerait aucun ressenti émotionnel spécial : les émotions seraient seulement une somme de perceptions sensorielles ordinaires – vue, toucher, goût, odorat et ouïe – qui nous renseignent sur l'état de notre corps. Par exemple, la peur se réduirait à sentir nos propres battements de cœur, claquements de dents, maux de ventre et autres symptômes physiques, exactement comme nous sentons la douleur d'une piqûre d'aiguille dans le bras. La théorie de William James ne se prononce pas sur la cause exacte des émotions, mais tend à renforcer la conception selon laquelle tout l'émotionnel se joue d'abord dans le corps. Nous allons examiner ci-après trois arguments contre la théorie de William James, c'est-à-dire tendant à montrer qu'il existe un ressenti subjectif intime propre à certaines émotions au moins.

---

1. *L'Erreur de Descartes*, Odile Jacob, 2000 (1994), chapitre VII. Les précautions et réserves d'Antonio Damasio vis-à-vis de cette théorie tendent à disparaître dans les citations de seconde main.

Premièrement, notre mémoire des émotions est peut-être trompeuse. Nous possédons plusieurs mémoires, de performance inégale. Par exemple, nous pouvons assez facilement évoquer, dans notre esprit, le souvenir visuel d'une chaise ou d'un arbre. Mais notre mémoire des goûts et des parfums est plus incertaine : nous pouvons facilement nous tromper sur le parfum d'un yaourt que nous mangeons, si sa couleur est inhabituelle. Peut-être notre mémoire du ressenti émotionnel est-elle faiblement performante, comme notre mémoire du goût. Peut-être aurait-il fallu interroger William James à chaud, au moment même où il éprouvait une émotion, et non quand il rédigeait ses notes à froid dans son bureau !

Deuxièmement, les rapports entre notre esprit et notre corps sont difficiles à décrire, et certains phénomènes physiques et chimiques dans notre cerveau peuvent avoir une contrepartie directe dans notre ressenti conscient, sans passer par les cinq sens courants (vue, ouïe, toucher, goût et odorat)[1]. Ce que nous appelons habituellement « corps » peut être vu comme possédant deux régions (voir schéma ci-contre). D'une part, il y a notre anatomie corporelle facilement observable et compréhensible, avec ses membres et ses organes. Les effets de l'émotion dans ce corps-là sont peut-être perceptibles principalement par l'intermédiaire de nos cinq sens courants, comme le disait William James. D'autre part, il y a notre corps secret des nerfs et des hormones, beaucoup plus difficile à déchiffrer.

---

1. Il est désormais fréquent d'entendre que notre expérience subjective « à la première personne » est liée à l'excitation de diverses parties de notre cerveau, ainsi qu'à la circulation de diverses substances dans notre système nerveux, telles que : dopamine, endorphines, adrénaline, testostérone, cortisol ou substance P. Dans *The Private Life of the Brain* (*La Vie privée du cerveau*, Penguin Books, 2000), la neurologue Susan Greenfield avance même l'hypothèse que nos états d'humeur peuvent avoir pour contrepartie physique, dans notre cerveau, un certain rythme de pulsation de nos constellations neuronales.

Les effets de l'émotion dans ce corps-ci peuvent éventuellement avoir une contrepartie directe dans notre conscience, un ressenti émotionnel spécial, pour ainsi dire un sixième sens interne méconnu, qui dépasse la théorie de William James. Pour certaines qualités d'émotion, cette perception interne est peut-être voisine du sens du toucher : une sensation de chaleur, d'oppression, de fourmillement... Pour d'autres qualités d'émotion, cette perception émotionnelle interne peut être complètement différente de tous les autres sens, éventuellement si inhabituelle qu'elle n'est pas reconnue par nous comme une perception interne : nous pouvons la prendre pour une expérience « spirituelle » ou paranormale.

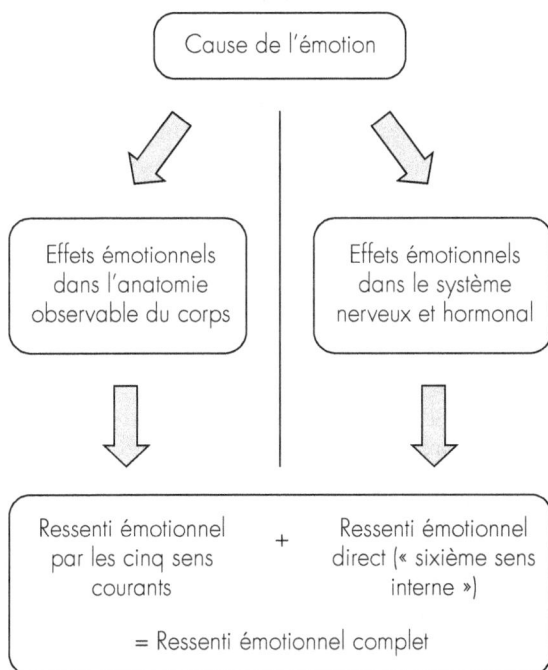

Troisièmement, le cerveau semble capable d'éprouver des émotions tout seul, même isolé du reste du corps. La neurologue britannique Susan Greenfield rapporte que des personnes devenues tétraplégiques à la suite d'accidents, comme l'acteur Christopher Reeves, continuent d'avoir une vie émotionnelle, alors même que les communications nerveuses entre leur tête et leur corps sont pour l'essentiel coupées[1]. Ainsi, il y aurait quelque chose de plus dans les émotions que les simples perceptions sensorielles courantes, à moins que le cerveau ne soit capable de mémoriser certaines perceptions sensorielles et de les retrouver plus tard sans l'aide du corps[2]. La psychologie cognitive des émotions soutient Susan Greenfield : si la cause des émotions réside dans des appréciations subjectives qui, pour parler familièrement, se trouvent « dans la tête », cela peut produire des effets nerveux et hormonaux dans le cerveau, et provoquer un ressenti émotionnel direct dans la subjectivité, alors même que les sensations en provenance du reste du corps sont coupées. Ainsi, la théorie de William James serait globalement fausse : nos émotions ne peuvent pas être réduites à nos perceptions sensorielles.

---

1. *The Private Life of the Brain* (*La Vie privée du cerveau*, Penguin Books, 2000), chapitre 5.
2. C'est la théorie d'Antonio Damasio, dite des « marqueurs somatiques ». Fondamentalement, nos émotions seraient des états de notre corps. Pourtant, notre cerveau serait quand même capable de faire comme si notre corps était dans un état différent de son état réel, afin de nous aider quand nous nous représentons mentalement les données d'un choix à faire. Par exemple, l'imagination d'une conséquence désagréable nous donnerait un mal de ventre illusoire, ce qui nous pousserait à éviter cette conséquence. C'est une théorie qui ressemble à la psychologie cognitive des émotions, sans le reconnaître ouvertement. Notre conviction, ici, est que notre cerveau est capable de produire tout seul des impressions émotionnelles beaucoup plus variées qu'un simple rappel de nos perceptions sensorielles.

Les troubles émotionnels et la psychiatrie

Il n'existe pas de théorie proprement psychiatrique des émotions. Les psychiatres réutilisent, selon leurs besoins et leurs convictions, les travaux des psychologues. Les psychiatres sont confrontés aux émotions surtout dans la mesure où elles constituent des pathologies à traiter, comme la dépression, les phobies et les troubles maniaco-dépressifs. Toutefois, ils ne définissent pas toujours de façon complètement convaincante la frontière entre pathologie et santé. Parfois, leur perception de la santé émotionnelle semble se confondre avec un certain conformisme social : éloge d'un train-train quotidien pacifié et souriant. Il y a, bien sûr, des différences d'attitude entre psychiatres ; en tout cas, les questions : « Quand sommes-nous censés ressentir quoi ? Telle émotion, ou telle absence d'émotion, est-elle normale ou non ? » sont des questions qui débordent du cadre de la médecine, et auxquelles nous sommes tous fondés à essayer de répondre.

Les psychiatres sont, aujourd'hui, favorablement disposés vis-à-vis des thérapies cognitivo-comportementales, fondées sur la psychologie cognitive des émotions, qu'ils définissent comme suit : « explorer les pensées et le discours intérieur qui accompagnent vos émotions d'aujourd'hui, mais dont vous n'avez pas forcément une conscience claire »[1]. Ces thérapies paraissent donner de bons résultats dans une série de cas pathologiques précis. Cependant, il y a dans ces thérapies une lacune scientifique : du moment qu'un travail sur les pensées donne de bons résultats, il importe peu aux thérapeutes cognitivo-comportementaux de savoir si les pensées *provoquent* effectivement les émotions, ou si elles *entretiennent* seulement des émotions déjà mystérieusement provoquées. En outre, les psychiatres sont diversement disposés vis-à-vis d'un travail cognitif en profondeur.

---

1. *La Force des émotions*, Odile Jacob, 2001, par les psychiatres François Lelord et Christophe André.

35

Les émotions, grandes absentes de la psychanalyse

La psychanalyse a inventé la psychothérapie, ce qui lui confère une importance historique indéniable. C'est une « psychologie des profondeurs » qui s'efforce d'expliquer les processus psychiques inconscients au moyen de concepts tels que : « ça », « moi », « surmoi », « pulsions », « libido », « refoulement » ou « complexes ». Dans cette liste de facteurs explicatifs, les émotions sont absentes. Nous devons croire que, pour la psychanalyse, elles sont des sous-produits des facteurs qui précèdent, et ne méritent guère notre attention. Par exemple, un psychanalyste nous dira peut-être que l'angoisse est la transformation de la libido inemployée, définition dont nous aurons beaucoup de mal à faire un usage pratique[1]. Aussi, dans ce livre consacré aux émotions, nous considérerons les théories de la psychanalyse comme hors sujet, se plaçant dans une toute autre sphère. Bien sûr, les apprentissages précoces de l'enfance peuvent avoir une grande importance dans le vécu émotionnel présent : en même temps qu'elle a perdu le monopole de la thérapie, la psychanalyse a aussi perdu le monopole du travail sur le passé.

Le béhaviorisme traite-t-il des émotions sans le savoir ?

Le béhaviorisme, ou comportementalisme, est une école de psychologie très influente aux États-Unis. Son porte-parole John Watson étudiait les « réflexes conditionnés » dans les années 1920. En pratique, ses expé-

---

1. Cette définition provient du psychanalyste Sigmund Freud, *Introduction à la psychanalyse*, Payot, 2004 (1916-1917), troisième partie, chapitre 25. Freud ne croyait pas qu'une angoisse paralysante prolongée puisse être la conséquence normale de la perception d'un danger. Pour lui, elle devait être soit une mystérieuse reproduction du traumatisme de la naissance, soit une mystérieuse diversion ; les dangers extérieurs étant pris comme prétextes pour cacher une tristesse.

riences portaient sur la peur, d'où un biais : les résultats qu'il obtenait étaient peut-être surtout valables pour les émotions. Le béhaviorisme a repris à son compte les expériences faites au XIXe siècle par le naturaliste russe Ivan Pavlov. En étudiant la composition chimique de la salive des chiens, Pavlov avait remarqué que la salivation se produisait à la vue des aliments, avant même qu'ils n'entrent dans la gueule : la salivation paraissait donc être un phénomène psychosomatique[1]. Pour confirmer ce caractère psychosomatique de la salivation, Pavlov fit précéder la pâtée d'un signal sonore, et ses chiens, ayant compris que le signal annonçait la pâtée, salivaient dès qu'ils entendaient le signal. Quel rapport avec les émotions ? Faisons un parallèle avec la peur. À la vue d'un danger, nous pouvons éventuellement transpirer, et nous disons que cela fait partie de la peur. Transpirer à la vue d'un danger, ou saliver à la vue des aliments, c'est voisin ! Sans aller jusqu'à dire que la salivation est une émotion, nous pouvons peut-être avancer que les phénomènes psychosomatiques comme la salivation sont proches des phénomènes émotionnels, au point, peut-être, de leur être assimilables. Quand la psychologie cognitive des émotions dit que les émotions sont provoquées par certaines interprétations subjectives, et peuvent éventuellement avoir des effets sur le corps, cela revient à dire que les émotions sont, sous certains aspects, des phénomènes psychosomatiques.

La « psychologie humaniste », les « nouvelles thérapies » et le défoulement

Les courants alternatifs de psychologie qui se sont multipliés entre les années 1950 et 1970 ont accordé très peu de place aux émotions, du moins au début. « L'ici et maintenant » de la Gestalt, les « états du moi » de

---

1. Pour Pavlov, comme pour son contemporain le naturaliste Darwin, le traitement de signaux visuels impliquait une activité mentale de la part de l'animal. Les béhavioristes ont préféré considérer le cerveau comme une sorte de machine enregistreuse.

37

l'analyse transactionnelle, les « ancrages » de la PNL, la « pyramide des besoins » d'Abraham Maslow, « l'écoute active » de Carl Rogers, la « systémique » de l'école de Palo Alto, tous ces concepts fondateurs sont passablement éloignés des émotions, même si la plupart de ces écoles affirment aujourd'hui les comprendre. À la même époque, certains groupes de thérapie encourageaient, au contraire, l'expression des émotions dans un but de défoulement : évacuer les émotions pénibles en les exprimant abondamment. Ces pratiques-là ont échoué, au point qu'elles ont cessé d'être mentionnées dans les études sur l'efficacité comparée des psychothérapies. La pure expression des émotions, sans effort pour comprendre leur raison d'être, est inefficace : la rivière coule sans s'arrêter.

Quelques idées psychosociales sur les émotions

L'idée que les émotions sont contagieuses est une idée qui circule beaucoup – une idée contagieuse ! Un exemple souvent donné est celui de la panique se propageant dans une foule. Pourtant, nous pourrions examiner de plus près ce qui se passe pour chacun. Chaque personne nouvellement gagnée par la panique a peut-être fait, en une fraction de seconde, le raisonnement intuitif suivant : « Des gens crient et se sauvent, c'est signe de danger ! Le danger m'est invisible, et pourtant, s'il menace ces gens, il me menace sûrement aussi ! Peut-être même est-il déjà trop tard ! Au secours, sauve qui peut ! » Avec un raisonnement intuitif pareil, nous pouvons comprendre que la peur se reproduise à peu près à l'identique chez tout un chacun. Toutefois, cet exemple de la panique est très particulier, et n'est pas forcément représentatif des situations d'émotion en général. Examinons un contre-exemple.

Charles, cadre d'une grande entreprise, nourrit du ressentiment contre son collègue Xavier. Il voit Xavier arpenter le couloir à grands pas, avec un air défait.

Charles est interloqué et dubitatif : Xavier est-il affecté à cause d'une mauvaise nouvelle collective qui affecterait aussi Charles ? Ou bien Xavier se trouve-t-il dans une posture qui serait fâcheuse uniquement pour lui-même ? Dans ce dernier cas, Charles serait plutôt content par-devers lui. Ou bien, si les ennuis personnels de Xavier étaient vraiment très graves, peut-être la fraternité l'emporterait-elle, et Charles serait-il apitoyé. Dans l'immédiat, Charles brûle surtout d'en savoir plus, en partie par prudence, et en partie par espérance et curiosité.

Les signes d'émotion peuvent être diversement reçus : cela dépend de qui les reçoit. Ici, nous sommes dans un cas d'inimitié ; la déconfiture de l'un peut faire la joie de l'autre. Charles est un peu inquiet aussi : c'est une émotion qui va globalement dans le même sens que celle de Xavier, mais elle est *a priori* plus faible, et différente. L'idée que les émotions sont contagieuses à l'identique, comme un rhume, est une généralisation abusive. Les signes d'émotion provenant d'autrui nous renseignent sur une situation, au même titre que tout autre signe que nous percevons, c'est tout.

Une autre idée psychosociale assez répandue est que les émotions sont essentiellement relationnelles. Pour la psychologie cognitive des émotions, les émotions sont plutôt provoquées par la perception de certaines situations qui peuvent, ou non, avoir une dimension relationnelle. Si une branche d'arbre s'abat sur une personne marchant seule dans une forêt, cette personne aura peur, sans que ce soit une situation sociale.

Toujours dans le domaine psychosocial, les émotions ont parfois été décrites comme des stéréotypes sociaux appris, infiniment variables, indépendants de notre nature biologique. Nous pouvons même être tentés de penser que le vécu émotionnel est infiniment variable pour chacun : « ça dépend des gens ». Ce type de débat entre nature et culture a brassé beaucoup de vent dans les années 1970, pour finir par conclure que les deux jouent un rôle – quant à savoir exactement dans quelle proportion, c'est une autre histoire. D'après le psychologue Paul Ekman, qui a conduit des études assez connues sur les expressions du visage, une poignée d'émotions sont universellement reconnaissables, tandis que quelques dizaines de milliers d'expressions faciales sont propres à une culture. La portée de ce genre d'études est malheureusement limitée : nous n'en savons pas plus sur la façon dont la nature, la culture et l'histoire personnelle se répartissent le travail pour produire les émotions. Sans compter que les études de Paul Ekman, en se limitant aux signes observables sur le visage, négligent potentiellement la partie invisible des émotions. La psychologie cognitive des émotions s'efforce, elle aussi, de distinguer une base naturelle commune à tout le monde dans le déclenchement des émotions. Par exemple, ce qui est perçu comme offensant pourra varier selon les cultures et les personnes, et pourtant, l'offense perçue provoquera partout la colère. De même, ce qui est tenu pour précieux pourra varier selon les cultures et les personnes, et pourtant, la perte irrévocable de quelque chose de précieux provoquera partout la tristesse[1].

Les neurosciences, ou l'étude de l'envers du décor des émotions

La neurologie s'intéresse au rôle de diverses parties du cerveau, comme l'amygdale, l'hippocampe ou les lobes préfrontaux, dans les processus émotionnels. Évitons de surestimer la portée explicative de ces études anatomiques : c'est un peu comme expliquer nos institutions républicaines en disant que beaucoup de décisions sont prises dans telle ou telle pièce du palais de l'Élysée ou du Sénat. L'étude anatomique du cerveau peut compléter la psychologie, l'inspirer, lui servir de garde-fou, mais

---

1. Voir le tableau donné dans l'introduction de ce livre sur le déclenchement de quinze émotions courantes, d'après les travaux du psychologue Richard Lazarus.

© Groupe Eyrolles

non la remplacer. De même, la neurologie s'intéresse au rôle de diverses substances chimiques dans les émotions : hormones et neurotransmetteurs. Par exemple, le neurologue Antonio Damasio a consacré une page à comparer l'hormone appelée « ocytocine » au philtre d'amour de Tristan et Iseult[1]. Devons-nous croire pour autant que l'ocytocine possède une sorte de pouvoir essentiel d'engendrer l'amour et la sociabilité ? Une méduse deviendrait-elle sociable et caressante si nous lui injections cette hormone ? Pour que nos substances chimiques naturelles puissent produire un effet, il faut d'abord qu'elles soient fabriquées et relâchées en certains points de notre organisme, puis qu'elles circulent par des voies appropriées, et enfin qu'elles soient captées dans des récepteurs appropriés, comme une clé dans une serrure. En d'autres termes, les hormones et les neurotransmetteurs sont seulement un maillon dans la chaîne d'événements qui constitue les processus émotionnels. Nous pouvons surtout nous demander où se trouve le début identifiable de cette chaîne d'événements : dans l'esprit ou dans le corps. En faisant de la psychologie cognitive des émotions, nous faisons le pari que le début de la chaîne est dans l'esprit. Après tout, si les maladies dites « psychosomatiques » ont une origine psychologique, alors d'autres phénomènes affectant le corps, comme les émotions, peuvent également avoir une origine mentale.

---

1. *L'Erreur de Descartes*, Odile Jacob, 2000 (1994), chapitre VI.

La diminution des tourments

Maux et remèdes

Quelles recettes et quelles stratégies devrions-nous emprunter ou, au contraire, laisser de côté pour diminuer nos tourments ? Nous ne sommes pas obligés de porter seuls de lourds fardeaux, ni de courir chez le psychiatre au moindre trouble : entre ces deux extrêmes, il y a bien des réponses à apporter !

Type d'aide émotionnelle	Indications communément admises
Le partage informel, grâce aux conversations, journaux, romans, films, émissions télévisées, sites Internet	Pour nos petits accidents et déboires courants, et nos inquiétudes et irritations à dimension existentielle ou politique. Nous comparons notre ressenti avec celui des autres, et cherchons une solidarité informelle. .../...

Type d'aide émotionnelle	Indications communément admises
La confidence aux proches et aux amis intimes	Une solution de premier recours pour nos difficultés émotionnelles plus intenses. Nous nous épanchons en attendant mieux, cherchons une solidarité plus engagée, et espérons éventuellement un conseil ou une idée.
Les lectures spécialisées, conférences et cours magistraux	Une solution peu coûteuse pour des difficultés récurrentes dans un domaine identifié, comme le trac ou les disputes conjugales. Les livres possèdent certains points forts et points faibles particuliers, voir ci-contre.
Les séminaires de formation	Comme ci-dessus en plus coûteux, avec une efficacité multipliée par les exercices d'application et les échanges entre participants.
L'accompagnement court avec un *coach*	Comme pour la confidence aux proches, quand les difficultés émotionnelles sont liées à des enjeux concrets assez importants, notamment dans le cadre professionnel.
La psychothérapie	Pour des émotions pénibles intenses, notamment si elles s'accompagnent de troubles psychosomatiques inexpliqués, ou si elles nous paraissent interminables, ou si notre passé semble y jouer un rôle, ou si nous craignons de devenir socialement inaptes, ou encore si nous craignons qu'il n'y ait quelque chose d'anormal chez nous.
La psychiatrie	Comme ci-dessus, si nous avons davantage confiance en un médecin, ou si nous voulons nous faire prescrire des médicaments, ou si nous espérons des remboursements. Parfois, en cas d'incapacité ou de danger, c'est le psychiatre qui vient à nous, alerté par nos proches, le personnel des hôpitaux ou la police.

Que peuvent les livres pour les émotions pénibles ?

Les livres peuvent répondre efficacement à nos difficultés émotionnelles modérées dans des contextes spécialisés, par exemple la vie de couple, la vente, la prise de parole en public ou la gestion du temps. Certains de ces thèmes pratiques, comme la gestion des conflits et le ménagement des susceptibilités, sont abordés dans la troisième partie de ce livre. Aborder les émotions au travers de ces thèmes classiques de formation peut à la fois augmenter notre maîtrise pratique et diminuer notre stress. Dans une certaine mesure, les livres, dont celui-ci, peuvent aussi nous proposer un travail émotion par émotion, pour acquérir plus d'aisance dans la plupart des contextes réels où cette émotion intervient. Nous avons déjà vu, au début du premier chapitre, que même une pure information sur les émotions pouvait alléger certains embarras et inquiétudes surajoutés que nous subissons. Or, les livres possèdent justement le meilleur pouvoir d'information possible. En outre, ils peuvent faire référence et être recopiés – les paroles s'envolent, tandis que les écrits restent et se relaient entre eux. Ainsi, les livres sont comme des graines tenaces qui peuvent exercer une influence vaste et durable sur une collectivité. Sans remplacer les psychothérapeutes, les livres influencent la façon dont les psychothérapeutes travaillent. D'après la psychologie cognitive des émotions, les mentalités ont une importance émotionnelle : nos habitudes de jugement, qui ont été influencées par notre éducation et notre environnement culturel, ont un impact sur notre vécu émotionnel. Notamment, certaines anxiétés ont peut-être été démocratisées et amplifiées depuis cent ans, comme effet secondaire du progrès de l'éducation et du développement des médias. Le même système d'éducation et d'information qui peut diffuser l'anxiété peut aussi diffuser des facteurs de mieux-être émotionnel ; les livres ont un rôle à y jouer.

Élodie est sensible à des cris d'alarme largement relayés par les médias, selon lesquels la planète va mal, le climat se détraque, les ressources s'épuisent, la société se désintègre, sans compter les dangers des drogues, des guerres, de l'intolérance, et ainsi de suite. Pourtant elle entend dire aussi qu'une anxiété persistante est mauvaise pour la santé : il faudrait, paraît-il, que ses émotions correspondent à son « vécu immédiat » ; une anxiété persistante serait un « sentiment parasite » qui « grignote son capital émotionnel », un « coût insupportable pour son organisme ». En résumé, si le monde et la société laissent Élodie indifférente, c'est une mauvaise citoyenne, et, si elle se fait du souci, c'est pathologique !

Le naturalisme à notre secours

Être inquiet pour le monde est à la fois compréhensible et facultatif. Si nous faisons notre affaire d'un problème planétaire, alors c'est notre problème, notre vécu, qui nous affecte. Si nous nous désolidarisons, alors ce n'est plus notre problème, et cela ne nous affecte plus. Cela dit, qui peut certifier à partir de quel seuil nous sommes excessivement affectés par quelque chose ? Pour l'essentiel, notre organisme est un héritage de nos ancêtres chasseurs-cueilleurs, dont la vie émotionnelle était, selon toute probabilité, passablement mouvementée, avec, notamment, une exposition régulière à la violence et au danger. Des organismes vivants incapables de supporter leurs propres émotions auraient été éliminés depuis longtemps par la sélection naturelle. Même si d'innombrables études ont montré qu'un haut niveau de stress est mauvais pour la santé, il serait utopique d'espérer une élimination de ce stress : il nous appartient seulement de traiter le plus gros des causes de stress, et pour le reste, nous pouvons parier que notre organisme est suffisamment riche pour payer le coût d'une bonne dose d'émotions. Nos ancêtres en ont vu d'autres et nous ont légué le même corps qui leur a bien servi. Le naturaliste Darwin est peut-être un meilleur maître à penser que les Docteurs Knock qui répandent la peur d'avoir peur.

Le défaut principal des livres est leur absence d'interactivité. Un livre est incapable de diagnostiquer nos besoins et de mesurer les effets de sa lecture sur nous. Certes, un livre peut proposer des tests et des exercices ; toutefois, il est généralement admis que ces tentatives d'interactivité doivent demeurer à peu près du niveau des exercices qui pourraient être proposés dans un séminaire de formation. Seraient assimilables à de la thérapie sauvage, par exemple : une proposition de réflexion sur les causes possibles de désespoir ou de dépression ; ou un questionnaire fouillant systématiquement dans les souvenirs d'enfance.

Terminant ses études, Denis n'est pas très heureux et se pose des questions. Il achète, à tout hasard, un ouvrage d'analyse de soi-même publié par une organisation de réputation douteuse. L'ouvrage invite Denis à se souvenir d'épisodes de son enfance correspondant à certains types de situations, comme : rappelez-vous d'un moment où vous aviez reçu un cadeau. Or, d'après la psychologie cognitive des émotions, les émotions sont justement provoquées par l'évocation mentale de certains types de situations, du moins quand nous y sommes personnellement engagés ! Denis suit les instructions du livre au fil de quelques pages, sans résultat particulier. Il commence à s'ennuyer, et, du fait même qu'il est distrait, il est moins sur ses gardes. Il tombe sur une invitation à se rappeler un moment où il avait perdu quelque chose. Or, les situations de perte provoquent typiquement la tristesse. Un souvenir oublié depuis toujours revient alors machinalement à Denis, produisant chez lui un phénomène bouleversant, auquel ses études, pourtant supérieures, ne l'avaient pas préparé : il perd conscience de son environnement réel, comme dans un fondu au noir de cinéma, et il revit, dans un rêve éveillé très vivace, un épisode disciplinaire très pénible de son enfance, dû à la perte d'un objet. Après un nouveau fondu au noir, il reprend conscience de son environnement réel, en larmes et secoué de sanglots. À partir de là, Denis est déprimé et perturbé dans ses activités, et a besoin d'aide. Ayant pris le conseil d'amis, et s'étant renseigné sur les bénéfices possibles des psy-

47

chothérapies, il trouve un psychothérapeute à qui confier cette expérience troublante.

En définitive, Denis fera deux ans de psychothérapie fructueuse : tout est bien qui finit bien. Toutefois, la manipulation émotionnelle du livre l'aura déstabilisé pendant plusieurs semaines, et, si Denis avait eu moins de ressources personnelles pour s'orienter, il aurait pu tomber entre de mauvaises mains. Le seul fait d'avoir vécu un phénomène aussi « hors normes » aurait pu suffire à le convaincre de la vérité des croyances de l'organisation diffusant l'ouvrage. Les psychiatres savent que ce genre d'expérience surprenante est possible : ils l'appellent « dissociation », à défaut de mieux savoir l'expliquer.

Deux attitudes volontaires face aux émotions pénibles

Une première façon volontaire et globale de gérer les émotions pénibles est de les ignorer. Nous pouvons les subir comme un mauvais moment à passer, en nous concentrant sur ce que nous avons à faire. Avec un peu de chance, nous serons soulagés après être sortis de la mauvaise passe : examens passés ou dossier bouclé. De nos jours, nous avons tendance à penser que le fait de prendre sur nous-mêmes, au-delà d'un certain degré, est mauvais. De plus, cette attitude, quand elle est le fait d'hommes, est désormais assimilée à un machisme mal considéré. Pourtant, beaucoup de personnes chargées de hautes responsabilités se débrouillent très bien toute leur vie en prenant sur elles, à condition d'être suffisamment prévoyantes et mobiles, en se ménageant des marges de manœuvre et des vacances. Une seconde façon plus rare et aventureuse de gérer les émotions pénibles est de les utiliser comme des révélateurs d'un travail à faire : découvrir une vérité, résoudre un problème réel, gagner en maîtrise quelque part, ou corriger une mauvaise façon de voir les choses, au lieu de fuir. Une telle gestion hardie et créative du malaise devient possible surtout après une première expérience de travail sur soi accompagné.

Esquiver les tourments par l'oubli

Le moyen le plus ancien peut-être, et le moins coûteux, d'agir en bloc sur nos émotions pénibles, est la distraction. D'après la psychologie cognitive des émotions, si les situations problématiques cessent d'être présentes à l'esprit, les émotions correspondantes cessent tout simplement d'être éprouvées. C'est un remède mental quelque peu imprévisible, car, pour être pleinement efficace, il doit contenir un élément d'involontaire ou de surprise. Parfois même, ce soulagement momentané par distraction est non souhaité et non bienvenu !

Marie-Françoise est en deuil après la mort de son mari. Elle fait un peu de cuisine, et se laisse absorber par la préparation du plat. Ce faisant, elle rencontre un petit problème technique avec le four, pour lequel elle aurait habituellement appelé son mari. Elle l'appelle – pas de réponse. Son sang se glace alors, et une bouffée de chagrin la frappe : le souvenir de la mort de son mari lui était momentanément sorti de la tête.

Le philosophe Pascal évoquait le cas d'un homme qui oubliait ses procès et la mort récente de son fils parce qu'il était absorbé dans une partie de chasse[1]. Marie-Françoise aurait tort de s'en vouloir de son oubli, car, dans notre cerveau et notre esprit, les choses mettent du temps à se relier entre elles. L'influx nerveux circule comme il peut dans le labyrinthe de nos neurones ; il nous est impossible d'avoir une conscience permanente et cohérente de tout ce que nous savons. Il faut du temps pour que les nouveaux faits et les nouvelles idées s'intègrent à notre perception courante des choses, et cela se fait par à-coups. Dans le cas du chagrin, cela fait partie du processus de deuil.

Quand nous essayons exprès de nous changer les idées, nous devons souvent nous forcer au début, en espérant nous laisser absorber par l'activité

---

1. *Pensées*, Gallimard, 2004 (1670).

distrayante et oublier nos soucis. Les activités manuelles ont la réputation d'absorber l'esprit efficacement. Certaines activités autres que le
loisir, comme le travail, peuvent être recherchées comme des occasions
d'oublier. Le philosophe Alain a consacré deux pages à expliquer en quoi
les rites religieux et la prière pouvaient être considérés comme des
« ruses » qui procurent un soulagement par le seul fait d'occuper
l'esprit[1]. Peut-être cette même ruse existe-t-elle dans la méthode qui
consiste à nous concentrer sur notre souffle en contrôlant lentement
notre respiration : tout bénéfice corporel ou énergétique mis à part,
peut-être la méthode est-elle efficace en tant que distraction qui occupe
notre attention. Ces soulagements sont à prendre comme des paren-
thèses ou des congés, plutôt que comme des progrès en soi ; cependant,
parfois, le temps écoulé pendant la distraction nous permet de reconsidérer avec un œil neuf la situation qui nous tracassait, et peut-être de lui
attacher moins d'importance qu'avant, ou de trouver une solution
inédite. Si, dans un débat qui s'échauffe, nous nous interrompons quelques instants pour respirer, cela nous donne du même coup un peu de
temps pour mettre de l'ordre dans nos arguments et reprendre la discussion plus calmement.

Éradiquer les tourments
par le retrait spirituel

Un autre moyen immémorial de réduire les tourments en bloc, moins
bien considéré de nos jours, est le retrait du monde, avec ou sans l'imagination d'un « ailleurs » plus lumineux – vie après la mort, autres
univers, âge d'or révolu, lendemains qui chantent, cimes enneigées de la
pensée, ou sphère de la création artistique. Cette stratégie de retrait
suppose de nous représenter le monde, la vie, et nous-mêmes, comme

---

1. *Éléments de philosophie*, Gallimard-Jeunesse, 1991 (1916), livre septième, chapitre IV.

moins précieux et moins importants qu'avant, voire vains, illusoires, bêtes, laids et mauvais. D'après la psychologie cognitive des émotions, moins nous reconnaissons d'importance et de réalité à une chose, moins elle nous affecte émotionnellement. En pratique, l'efficacité globale de cette stratégie de retrait spirituel, en termes de diminution des tourments, est variable et douteuse ; les progrès de la psychologie la rendent progressivement obsolète. De plus, elle présente l'inconvénient de produire un discours dépréciateur ou nihiliste plutôt désagréable aux oreilles de ceux qui veulent continuer de tenter leur chance dans le monde. Il reste quelque chose de cette antique solution de retrait dans le conseil de « relativiser », de « prendre les choses avec philosophie », qui peut nous servir ponctuellement. Le retrait spirituel a peut-être aussi été remplacé par le réflexe de l'aspirine : réclamer systématiquement une anesthésie pour toute douleur.

Combattre les tourments par l'optimisme

Une façon plus contemporaine et populaire de combattre les soucis en bloc est l'optimisme prescrit, la pensée positive : « voir le bon côté des choses, voir le verre comme étant à moitié plein plutôt qu'à moitié vide, avoir confiance, garder l'espoir, se dire que tout va bien se passer, d'abord sourire, amorcer des cercles vertueux ». D'après la psychologie cognitive des émotions, de telles représentations positives sont effectivement propres à entretenir la jovialité et l'activité. Recevoir ponctuellement une bonne suggestion qui nous fait voir une situation sous un angle positif est excellent. En outre, certaines méthodes de créativité, notamment en atelier collectif, peuvent nous faire produire par nous-mêmes de nouvelles idées positives fructueuses.

L'optimisme prescrit présente cependant des limites et des inconvénients. Les conseils généraux tels que : « pensez différemment, considérez les choses comme un tout, voyez les choses du bon côté », sont vides de tout apport, aussi bien en termes d'idées sur le fond qu'en termes de méthode ; ce sont des réclames sans produit, des slogans qui valent à peine mieux que : « débrouillez-vous ». Dans certaines situations, une vision positive forcée et l'entretien forcé de l'espoir sont parfois invraisemblables, et équivalent à un déni, source de mauvaises décisions. Les adeptes de la pensée positive ont aussi leur propre façon de craquer sous la forme d'une « crise de foi », en se répétant de plus en plus souvent et fébrilement des slogans qui ont cessé de produire leur effet et demeurent lettre morte. En outre, la promesse que tout se passera bien si nous pensons positivement, et que tout se passera mal si nous pensons négativement, ressemble à une bénédiction de ceux qui sont déjà sur la bonne voie, et à une malédiction de ceux qui sont déjà sur la mauvaise voie ; ces prophéties sont peut-être superflues. Enfin, il vaut mieux parfois attaquer explicitement les pensées négatives, plutôt que de les ignorer en rajoutant une couche de pensée positive qui serait probablement rejetée ; la thérapie cognitivo-comportementale des psychiatres, par exemple, facilite l'expression des « pensées négatives dépressives » des déprimés[1], pour ensuite discréditer ces pensées ou les faire taire. Notre approche des émotions par l'intelligence des situations utilise des éclairages positifs crédibles seulement quand ils sont disponibles.

Que peut un travail d'intelligence des situations pour les émotions pénibles ?

Il existe des concepts spécialisés servant au travail sur les émotions pénibles, comme les « étapes du deuil » qui seront revues au chapitre 10. De tels concepts n'expliquent pas toujours pourquoi les étapes sont censées

---

1. Ces pensées font partie des « idées que l'individu se fait de lui-même et de son environnement ». Source : Association française de thérapie cognitivo-comportementale.

se succéder dans l'ordre indiqué, ni comment nous passons d'une étape à l'autre. L'ambition de notre approche par l'intelligence des situations est, justement, de trouver une articulation logique dans les multiples émotions qu'une situation réelle peut nous faire éprouver. Des schémas émotionnels articulés sont proposés dans la troisième partie du livre pour les situations de conflit, de perte, de jugement et de danger. Les situations de la vie sont rarement élémentaires et sans équivoque : par exemple, si une perte que nous avons subie est due à un fait exprès, cette situation peut être pour nous une occasion aussi bien de tristesse que de colère, selon que nous la percevons surtout comme une perte ou surtout comme un conflit. Si nous connaissons les émotions et les représentations mentales qui les provoquent, et si nous connaissons les différents angles sous lesquels une même situation réelle peut être perçue, alors nous pouvons travailler à démêler nos émotions en démêlant nos perceptions. Certes, notre éducation nous donne déjà des bases initiales en matière de connaissance des émotions et de compréhension des situations ; nous devons pourtant reconnaître que ces bases sont perfectibles.

L'augmentation du bonheur

Le mot « bonheur » est surchargé de connotations, dont certaines sont négatives. Oscar Wilde (1854-1900) affirmait à ce propos : « Le plaisir est la seule chose qui vaille la peine de vivre. Rien ne vieillit comme le bonheur. » Un travail sur les émotions peut-il nous rapprocher d'une vie que nous concevons comme bonne, valant la peine d'être vécue ? Levons tout de suite une équivoque : il ne faut pas confondre augmentation du bonheur et suppression des tourments. Une telle suppression nous donnerait peut-être une imperturbabilité de caillou, mais sûrement pas une vie bonne. C'est là toute l'ambiguïté de notions telles que : sérénité, paix, calme, tranquillité ou équilibre. Certes, l'éradication d'un tourment, si elle est récente ou prochaine, peut être perçue comme un mieux, et procurer ainsi un soulagement ou une bonne humeur. Or, ces émotions-là, quoique positives, sont essentiellement transitoires : allons-nous nous réjouir éternellement d'une guérison passée ? Avec le temps, cette guérison perdra de son importance à nos yeux, et la bonne humeur qu'elle nous procurait diminuera graduellement jusqu'à zéro. Ce qui compte, s'agissant de bonheur, ce sont les émotions positives durables. Viendront probablement à l'esprit en premier : joie, rire, bonne humeur, amour, amitié, optimisme, espoir, émerveillement, sentiment esthétique, gratitude, tendresse, sentiment d'accomplissement, confiance en soi. À elle seule, cette énumération peut faire venir un léger sourire d'approbation. Or, si le bonheur était réellement si bien connu, nous nous reprocherions peut-être moins souvent nos échecs dans sa recherche : « c'est parce que nous ne savons pas apprécier les choses simples ; c'est parce que nous nous posons trop de questions ; c'est parce que nous ne savons pas voir un bonheur que nous avons déjà ; c'est parce que nous sommes trop exigeants ; c'est parce que nous sommes des enfants gâtés ; c'est parce que nous avons l'esprit mal tourné, et que nous sommes trop critiques ; c'est parce que nous ne lâchons pas prise ; c'est parce qu'il y a trop de télécommunications virtuelles, et pas assez de convivialité réelle ; c'est parce que nous sommes trop matérialistes ; c'est parce que nous sommes égoïstes et que nous ne nous occupons pas assez des autres... » Et si notre manque de bonheur n'était pas de notre faute ?

Joie, rire et bonne humeur : que pouvons-nous en attendre ?

La joie, le rire et la bonne humeur constituent-ils vraiment un ressenti intime gratifiant, le début d'un bonheur ? Dans le premier chapitre, nous avons évoqué, pour la rejeter aussitôt, la théorie de William James, selon laquelle il n'existe aucun ressenti émotionnel spécifique. Or, cette théorie demeure peut-être vraie pour une partie des phénomènes émotionnels, dont, peut-être, la jovialité et le rire. Lorsque nous rions à l'occasion d'un spectacle comique, ressentons-nous quelque chose à l'intérieur, aussi clairement et distinctement que dans un moment de chagrin ou de colère ? Le rire est peut-être en grande partie une communication destinée aux autres, plutôt qu'une récompense intime pour nous. Certes, nous aimons rire ; nous pouvons pourtant aussi aimer jouer au bridge ou faire du tricot, sans que ces activités nous procurent une impression intimement agréable. Quant à la joie, le naturaliste Darwin avait remarqué que ses chiens donnaient des signes de joie extravagants – « bonds et gambades » – à l'annonce de la nourriture ou d'une promenade, et que ces signes disparaissaient quand les chiens étaient en train de manger ou de se promener[1]. Cela indique peut-être que la joie a principalement une fonction de communication : faire connaître à autrui notre approbation, sans pour autant révéler un intense bonheur intime. En outre, la joie est essentiellement transitoire : allons-nous nous réjouir éternellement d'un gain ou d'un succès passé ? Avec le temps, ce gain ou ce succès passés perdront leur importance à nos yeux, et la bonne humeur qu'ils nous procuraient diminuera graduellement jusqu'à disparaître. Si nous plaçons nos espoirs de bonheur dans la joie, nous entrons dans une logique du « toujours plus », qui est anxiogène en soi.

La bonne humeur selon les études psychologiques[2]

Sur le long terme, nos « hauts » et nos « bas » émotionnels tendent à se compenser.

Sauf cas pathologiques relativement rares, nous nous « adaptons », au bout de quelques mois ou années, même aux pires et aux meilleurs évènements, comme les deuils, les mariages et les gains au loto.

---

1. *L'Expression des émotions chez l'homme et les animaux*, Rivages, 2001 (1872), chapitre III.
2. Une synthèse de ces études est consultable sur le site Internet en anglais du psychologue américain David G. Myers, auteur d'un épais ouvrage de référence intitulé *Psychologie*, Flammarion, 2007, régulièrement révisé et réédité. Nous traduisons ici par « bonne humeur » le mot anglais « happiness », qui peut indifféremment désigner le bonheur, la joie ou le bien-être subjectif.

L'augmentation de la santé, du confort et de la richesse dans les pays développés est restée sans influence notable sur le niveau d'humeur moyen des habitants de ces pays, par rapport à celui des habitants du tiers-monde.

Nos convictions d'ordre religieux, philosophique ou éthique semblent avoir davantage d'influence sur notre humeur que notre condition matérielle.

L'influence de notre condition matérielle sur notre humeur paraît plus relative qu'absolue : c'est peut-être surtout la comparaison de notre richesse avec celle du voisin qui nous affectera.

Certes, il serait dommage de nous passer de la joie, du rire et de la bonne humeur, tout comme il serait dommage de nous passer de la sexualité. La joie est souhaitable, ne serait-ce que pour aider à conserver un équilibre entre bonne et mauvaise humeur. Pourtant, après examen, la joie, le rire et la bonne humeur peuvent nous apparaître comme des gratifications superficielles et non fiables, plutôt que comme la promesse d'un bonheur positif durable.

L'amour : que pouvons-nous en attendre ?

Les avis divergent sur la question de savoir si l'amour constitue un ressenti intime gratifiant. Le philosophe Descartes décrivait l'effet de l'amour comme « une douce chaleur dans la poitrine »[1]. Le naturaliste Darwin était persuadé que l'amour maternel était une émotion intense au plus haut point, même sans « le montrer par aucun signe extérieur »[2]. Madame Bovary, héroïne du roman de Flaubert, avait été déçue de sa

---

1. *Traité des passions*, Éditions 10/18, 1965 (1649), article 97.
2. *L'Expression des émotions chez l'homme et les animaux*, Rivages, 2001 (1872), chapitre III. L'amour est dépourvu d'expression faciale propre, au contraire de la peur ou de la colère qui sont aisément reconnaissables.

maternité, parce qu'avoir un enfant ne lui avait pas procuré le bonheur promis ; sans rien prouver, cet exemple fictif nous laisse supposer que le ressenti intime de l'amour est une chose incertaine et fuyante.

L'amour
selon les études psychologiques[1]

Il est possible que le mot « amour » soit une appellation donnée cavalièrement à toute une variété de phénomènes affectifs plus ou moins indépendants. Faute de preuve plus immédiate, certaines émotions pénibles sont parfois tenues pour des signes d'amour : jalousie, dépression du soupirant éconduit, tristesse de la séparation, craintes pour la sécurité de la personne aimée.

L'amour semble se reconnaître à des comportements de don, de sacrifice ou d'humilité : « l'amour est patient, l'amour est serviable, l'amour n'est pas envieux, il ne se vante pas, il ne se gonfle pas d'orgueil, il ne fait rien de malhonnête, il n'est pas intéressé, il ne s'emporte pas, il n'entretient pas de rancune...[2] »

Les psychologues ont étudié différentes formes possibles d'attachement de l'enfant à la mère : attachement sécurisant, attachement rejetant et attachement anxieux.

Trois ou quatre composantes sont classiquement distinguées dans l'amour : le désir passionnel, l'affection amicale, le projet d'engagement, et, facultativement, la charité ou l'amour inconditionnel.

L'admiration et l'estime semblent jouer un rôle important dans l'attraction entre individus et dans la cohésion des couples, sans parler des goûts et préférences.

---

1. Voir aussi la synthèse rédigée par les psychiatres François Lelord et Christophe André, *La Force des émotions*, Odile Jacob, 2001, chapitre 9.
2. Première lettre de saint Paul aux Corinthiens.

L'amour est aussi l'occasion d'interrogations confuses pour savoir si nous sommes aimés « pour nous-mêmes » ou pour autre chose, par exemple notre beauté ou notre argent.

D'après le psychologue Daniel Goleman, l'amour est tout bonnement une « réponse de relaxation » de l'organisme, un « réflexe parasympathique », un « état général de calme et de contentement propice à la coopération »[1].

Enfin, nous entendons souvent un avis psychanalytique selon lequel l'amour est, d'une façon ou d'une autre, un produit de la sexualité.

Il serait dommage de nous priver de tous ces phénomènes que nous regroupons sous le nom d'amour ; pourtant, pas plus que la joie et le rire, ils ne paraissent offrir le caractère grandiose et intimement gratifiant que nous attribuons au bonheur.

Existe-t-il d'autres émotions gratifiantes méconnues ?

De nombreux témoignages personnels d'écrivains et d'hommes de science, et aussi de religieux, concernent des expériences agréables mal expliquées. Je suis convaincu qu'une étude beaucoup plus exhaustive et détaillée de ces témoignages permettrait de les réinterpréter comme des expériences d'émotions gratifiantes. En première approche, j'estime qu'il existe une douzaine d'émotions agréables méconnues, éventuellement capables de fournir les ingrédients d'un bonheur durable. La plupart de ces émotions sont difficiles à nommer avec les mots et les expressions du langage courant ; il est tout aussi ardu de décrire fidèlement leurs causes et leurs effets. Trois d'entre elles sont un peu plus faciles à nommer et à décrire sommairement, sans pour autant que cela

---

1. *L'Intelligence émotionnelle*, J'ai Lu, 2003 (1995), chapitre 1.

permette de les apprivoiser. D'abord un « sentiment du sublime », dont nous pouvons trouver la trace chez les auteurs du XVIIIᵉ siècle Edmund Burke et Emmanuel Kant, et aussi chez l'écrivain Marcel Proust[1] et le moine bouddhiste Mathieu Ricard[2]. Cette émotion paraît causée par une conception spéciale de la liberté de choisir ; son effet consiste en un plaisir velouté et poignant, aussi clair et distinct en son genre que, par exemple, un plaisir sexuel. Il existe aussi une sorte de « chaleur d'apaisement ou d'assouvissement », émotion plus discrète et diffuse que la précédente, dont nous pouvons notamment trouver des signes dans l'œuvre du psychiatre David Servan-Schreiber[3]. Cette émotion-là semble causée par la représentation mentale de la satisfaction d'un besoin ou d'une envie. Mentionnons enfin une « douceur d'abandon », qui serait causée par l'idée d'une situation où une personne s'en remet à une autre. Il semble que d'autres émotions encore plus vivement agréables existent, avec des effets subjectifs dignes du paradis ou de la magie. Elles sont encore trop mal connues pour que nous puissions travailler efficacement à les apprivoiser, d'autant plus qu'elles paraissent étrangères à l'expérience personnelle de beaucoup d'entre nous. Cette rareté relative des émotions gratifiantes est peut-être un fait de culture et de civilisation : elles faisaient peut-être partie de l'expérience courante de nos ancêtres chasseurs-cueilleurs de l'époque paléolithique. Nous serions naturellement capables aujourd'hui d'éprouver ces émotions, mais ce potentiel naturel demeurerait inutilisé, en raison de la mentalité et des habitudes

---

1. L'épisode fameux de la « madeleine de Proust », dans son roman d'inspiration autobiographique *Du côté de chez Swann*, Gallimard, 1988 (1913). Proust parle de « plaisir délicieux » plutôt que de sentiment du sublime.
2. *Plaidoyer pour le bonheur*, Nil éditions, 2003, chapitre 6 et conclusion. Mathieu Ricard utilise les mots de « sentiment de félicité », « plénitude » et « délice ».
3. *Guérir*, Robert Laffont, 2003, *cf.* les thèmes de méditation proposés au chapitre 4. David Servan-Schreiber parle de « sensation d'expansion », « chaleur intérieure » et « bien-être ».

de jugement qui se sont progressivement installées au cours des derniers siècles ou millénaires. Pour la psychologie cognitive des émotions, nos émotions habituelles dépendent de nos habitudes de jugement, au point que nous pouvons éprouver certaines émotions plus souvent qu'à leur tour, ou pas du tout ; cela s'applique aussi aux émotions agréables, qui peuvent cesser de se manifester si notre esprit a été éduqué et formaté d'une façon qui leur est contraire. L'histoire biologique et culturelle des émotions gratifiantes reste à écrire ; peut-être pourrait-elle remplacer la théorie freudienne des névroses.

Pourquoi les émotions les plus agréables sont-elles si peu connues même de la communauté scientifique ?

Parfois, faute de mieux, les émotions gratifiantes méconnues sont appelées « amour » ou « joie » par ceux qui les éprouvent, et cela passe inaperçu dans la masse générale des exagérations romantiques. Elles ne sont pas toujours identifiées en tant qu'émotions : certains parlent, de façon générique, d'un « plaisir », d'un « bien-être », d'une « douceur » ou d'une « ivresse ». D'autres font de leurs émotions gratifiantes une interprétation spirituelle ou mystique, en les appelant une « grâce divine », une « plénitude » ou une « énergie ». Le psychologue Abraham Maslow a passé des années à enquêter sur ce qu'il appelait des « expériences-sommets » ou « expériences paroxystiques », sans penser à les envisager comme des émotions[1]. Certaines personnes, après avoir éprouvé une émotion gratifiante, réagissent surtout en prêchant autour d'elles les idées qu'elles

---

1. *Vers une psychologie de l'être*, Fayard, 1972 (1968). Dans la lignée d'Abraham Maslow, le psychologue Mihaly Csikszentmihalyi a enquêté sur ce qu'il appelait « fluidité », « état de flux » ou « expérience-flot » : *Vivre, La Psychologie du bonheur*, Pocket, 2005 (1990).

associent à cette émotion, pourvu que ces idées aient une dimension morale ou philosophique : plutôt que de s'interroger sur la nature de leur émotion, elles la prennent comme une preuve de la vérité et de l'importance capitale de ces idées. Par exemple, à l'occasion d'une grave maladie, le psychanalyste jungien Guy Corneau a eu des visions fiévreuses accompagnées d'intenses voluptés, et s'est mis à prêcher poétiquement l'amour dans son livre[1]. Par ailleurs, au sein de notre culture médicalisée, une partie de ceux qui éprouvent accidentellement une émotion gratifiante se précipitent sur l'explication chimique, attribuant leur plaisir à leurs endorphines, leur ocytocine, leur sérotonine ou leur dopamine, sans aller plus loin. De même, notre culture étant également imprégnée de psychanalyse, d'autres se précipiteront probablement sur l'explication sexuelle, attribuant leur volupté à une sublimation, une perversion ou une névrose, sans aller plus loin. Peut-être manquons-nous aussi du témoignage des personnes ayant éprouvé une émotion gratifiante dans des circonstances embarrassantes, réelles ou imaginaires, dont elles répugnent à parler : situations conflictuelles, transgressives ou morbides. Enfin, un dernier obstacle à la prise en compte des émotions gratifiantes par la recherche universitaire tient aux saines règles de prudence que les chercheurs se donnent : tous ces témoignages, pris isolément, peuvent apparaître comme une série de supercheries, d'exagérations, de phénomènes paranormaux et de dysfonctionnements cérébraux. La psychologie cognitive des émotions offre cependant pour ces témoignages un début d'explication parfaitement acceptable par les universitaires. Si nous parvenons à identifier plus précisément quel genre de vision des

---

1. *La Guérison du cœur*, J'ai Lu, 2003 (2000). Le contenu des visions de Guy Corneau rappelle celles de sainte Thérèse d'Avila. Il s'efforce de décrire son ressenti grâce aux mots de : « sentiment de soulagement, d'expansion et de surprise incroyable », « fulgurances intérieures », « douceur qui emporte tout sur son passage », « ouverture du cœur », « béatitude sans nom », « immense feu d'amour ».

choses et d'interprétation des événements favorise ces émotions agréables, nous rendrons possible un travail d'intelligence des situations qui apprivoisera ces émotions et contribuera à l'augmentation de notre bonheur. En attendant, si nous échouons à être plus heureux avec les bases de travail habituelles, nous pouvons nous rassurer en nous disant que ce n'est pas étonnant.

L'aide à la réussite

Les émotions et la réussite

Quand nous nous efforçons de réussir dans nos projets, nous pouvons éprouver des émotions que nous n'avions pas cherchées, comme la joie. Aujourd'hui, nous souhaitons aussi faire le travail inverse : développer un savoir-être émotionnel pour favoriser notre réussite. Cette ambition existait déjà, à un certain degré, dans les vieux manuels de savoir-vivre. Comment, plus précisément, les émotions peuvent-elles nous aider à réussir ?

Elles sont susceptibles d'influencer notre motivation, la qualité de notre travail et sa quantité. Nous connaissons déjà, par exemple, l'aiguillon de la peur qui nous fait avancer. Toutefois, c'est plutôt du côté des émotions positives que nous espérons un coup de pouce ! Certains consultants s'efforcent de mettre en place dans les entreprises une atmosphère émotionnelle positive, propre à augmenter le succès de l'organisation. Ce sujet est toutefois trop expérimental pour être décrit plus en détail

65

ici : dans les chapitres précédents, nous avons déjà évoqué notre faible connaissance des émotions gratifiantes en général, et les limites de la promotion de l'optimisme. Si nous cherchons quand même une profession de foi optimiste à adopter, avec des buts multiples incluant la réussite, nous pouvons facilement trouver sur Internet deux courts textes en ce sens, encore d'actualité malgré leur âge : le *Credo optimiste* (1912) de Christian Larson et les *Desiderata* (1927) de Max Ehrmann.

Les émotions peuvent améliorer notre confort psychologique, nous rendant plus disponibles pour travailler à notre réussite. Certains spécialistes du stress s'efforcent de nous procurer tout spécialement ce genre d'équilibre entre stimulation et santé : ni trop ni pas assez de stress. Cependant, le discours sur la gestion du stress est de qualité inégale. D'un côté, il y a des travaux convaincants sur l'accumulation des pressions extérieures, avec certains fondements biologiques, dont nous reparlerons au chapitre 12 sur la peur. D'un autre côté, il y a un discours fourre-tout et galvaudé, qui désigne n'importe quel trouble sous le nom de stress, comme si ça expliquait quelque chose, et comme si ça indiquait des remèdes adaptés. D'une façon générale, pour gérer nos troubles perturbateurs, le choix des moyens est libre : voir le chapitre 2 sur la diminution des tourments.

Les émotions sont à même d'améliorer notre habileté sociale : communication, aptitude relationnelle et prise de décision. C'est surtout dans cette perspective-là, plus immédiatement prometteuse, que travaillent les consultants spécialisés. Il s'agit notamment de savoir reconnaître les émotions chez nous et chez les autres, et de savoir en parler. Il s'agit aussi de tenir compte consciemment, dans nos décisions, de nos jugements affectifs intuitifs : ce qui est important ou négligeable pour nous ; ce que nous espérons ou craignons ; ce qui nous stimule ou nous freine. Le schéma ci-contre montre comment les émotions et l'habileté sociale se conjuguent, dans notre approche par l'intelligence des situations.

Sans les émotions | Habileté sociale avec les émotions

| Connaissance du monde en général | Connaissance du monde en général | Connaissance des émotions, attention accordée à leurs signes |

| Intelligence des situations en général | | Intelligence des situations tenant compte des émotions |

| Habileté sociale en général | Habileté sociale en général | Réponse habile aux émotions | Expression habile des émotions | Confort émotionnel pour soi |

Habileté sociale enrichie
par les émotions

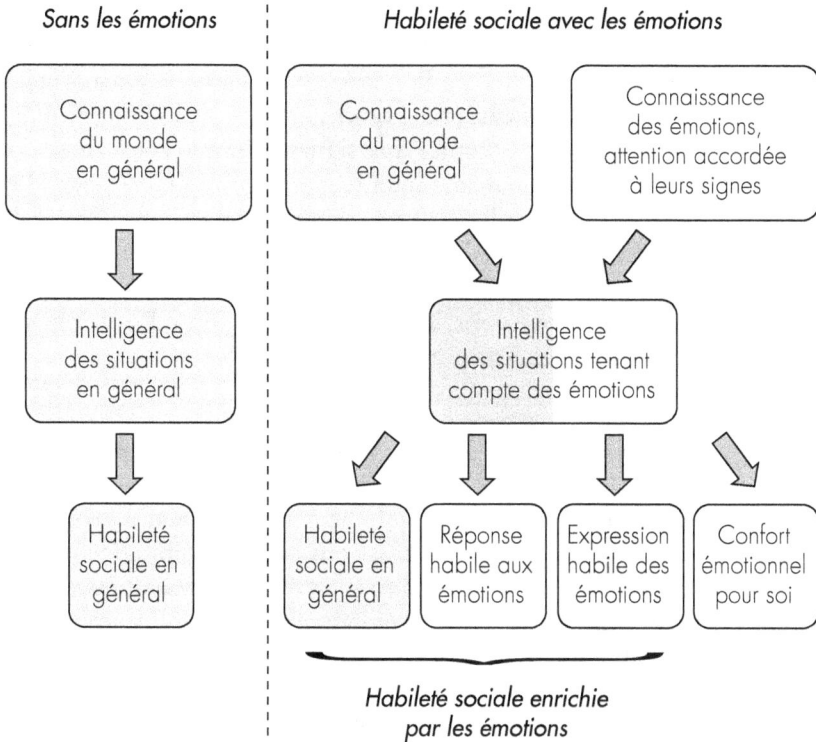

Connaître les émotions et leurs signes est un enrichissement de notre perception des situations. Sans signes d'émotion, certaines informations décisives sur les situations nous manqueraient : dans certains cas, par exemple, nous serions incapables de prévoir la conduite d'une personne à notre égard, ou de prédire ses chances de réussite dans une épreuve. Pour la psychologie cognitive des émotions, la maîtrise des émotions n'est pas un don inné, comme un don pour la musique. Le travail sur les émotions ne procure pas non plus une maîtrise sûre, comme l'apprentissage de la lecture : cela dépend beaucoup des supports de travail choisis, et de la qualité du travail. À la limite, un travail de très mauvaise qualité sur les émotions pourrait engendrer de la maladresse sociale. Il y a un point commun entre notre approche et l'approche appelée « intelligence émotionnelle » : l'importance accordée aux signes d'émotion. La différence est que, pour nous, c'est la même intelligence, plutôt qu'une prétendue intelligence séparée, qui traite l'information émotionnelle et le reste de l'information. Ce traitement de l'information peut être conscient ou intuitif, peu importe : tous les formateurs savent que nos compétences apprises consciemment finissent, à l'usage, par devenir machinales, intuitives, comme la conduite d'une voiture.

L'expression d'une émotion vaut mille mots

« Une image vaut mille mots », dit le proverbe. Eh bien, l'expression d'une émotion peut s'avérer tout aussi puissante et commode qu'une image ! Par exemple, les malentendus sont fréquents quand nous communiquons par écrit, car les signes d'émotion qui aident à interpréter les messages sont absents ; d'où l'adoption par les internautes des « émoticônes », petits visages indiquant une émotion ou une humeur. Plus généralement, lorsque nous voulons expliquer à autrui une situation qui nous affecte, nous avons un choix à faire : ou bien nous nous lançons d'emblée dans la description de la situation elle-même, en racontant toute l'histoire depuis le début, ce qui, malgré tous nos efforts d'objectivité et de concision, peut être long, ennuyeux, compliqué, dépassant nos compétences, et donnant de nombreuses occasions de digression. Ou bien nous consacrons d'abord un peu de temps à exprimer l'effet que cette situation nous fait, c'est-à-dire l'émotion. Pas trop de temps, bien sûr : quand nos interlocuteurs auront compris ce premier message, ce qui peut prendre à peine quelques secondes, ils pourront vouloir des informations plus factuelles sur la situation. Exprimer l'émotion, c'est, pour ainsi dire, donner tout de suite le résultat des courses, de façon synthétique. Après, nous pouvons toujours discuter du déroulement des courses, en fonction des besoins. Souvent, il est superflu de déballer toute l'histoire.

Gontran a envoyé aux URSSAF un dossier pour les formalités de création de son activité de professionnel libéral. Six semaines passent sans aucune réponse, et Gontran regrette d'avoir envoyé son dossier en courrier non recommandé. Il téléphone aux URSSAF, et reçoit le conseil d'attendre encore deux semaines, car les fêtes de fin d'année ont pu retarder le traitement des dossiers. Deux semaines plus tard, toujours rien. Or, Gontran doit respecter certains délais pour créer son entreprise s'il veut pouvoir bénéficier de certaines subventions.

Premier cas : Gontran se rend au guichet des URSSAF et commence à raconter à l'agent tout cela depuis le début. C'est embrouillé. L'agent s'impatiente, et comprend mal où Gontran veut en venir : est-il en train de reprocher aux URSSAF d'avoir perdu son dossier ? Ou de l'avoir induit en erreur au téléphone ? L'agent se met sur la défensive et essaie d'interroger Gontran sur ce qu'il veut, en lui coupant la parole. Gontran s'irrite, et commence à mettre en doute la qualité du service. Le ton monte.

Second cas : Gontran se rend au guichet des URSSAF et commence par dire à l'agent qu'il est « très inquiet », parce qu'il a envoyé son dossier il y a deux mois, et qu'il ignore si son dossier a été reçu. L'agent reçoit parfaitement le message, et, à partir de là, tout se déroule facilement : quelques questions suffisent à l'agent pour savoir ce qui se passe. Après vérification, il s'avère qu'il n'y a aucune trace du dossier. Gontran est aussitôt reçu par un conseiller, qui lui fait refaire les démarches de création d'entreprise en accéléré, lui permettant de respecter ses contraintes de délai.

Dans le second cas, Gontran a révélé tout de suite qu'il était « inquiet », aussi, l'agent savait-il immédiatement à quoi s'en tenir, et Gontran a-t-il été bien servi. Certes, Gontran aurait pu manifester une émotion différente, par exemple de la colère, s'il doutait déjà de la qualité du service en arrivant.

L'émotion elle-même n'est pas toujours judicieuse, pas plus que les jugements qui sont à l'origine de l'émotion. Que l'émotion soit judicieuse ou non, au moins, quand l'émotion est exprimée, l'interlocuteur sait à quoi s'en tenir.

Les tentations de manipulation

S'il est nouveau pour nous de donner des signes d'émotion, et si cela donne de bons résultats, nous pouvons être tentés de feindre ou d'exagérer notre émotion pour que cela marche encore mieux. Il existe pourtant des tabous sociaux à prendre en compte. Le mensonge et l'exagération sont mieux tolérés sous certaines formes que sous d'autres : par exemple, ils sont relativement bien tolérés dans les discours politiques et les argumentaires de vente, dont nous avons déjà cessé d'espérer grand-chose. En revanche, sont vivement réprouvés certains mensonges que nos grands-parents auraient qualifiés de « déloyaux » ou de « déshonorants » : faire semblant de conclure la paix pour pouvoir attaquer par surprise ; mentir sous serment, ou en affirmant avec insistance dire la vérité − « c'est vrai, croyez-moi » − et enfin, feindre ou exagérer nos émotions. Notre culture considère, à tort ou à raison, que l'expression des émotions doit toujours être sincère. Feindre ou exagérer nos émotions dans un but d'efficacité pratique nous attirera la réputation peu enviable de « manipulateurs » et « d'hypocrites ». Or, le romantisme et la courtoisie nous incitent déjà, dans une certaine mesure, à exagérer nos émotions positives pour la bonne cause, ce qui ouvre inconsciemment la voie à de mauvaises habitudes manipulatrices : expressions de jovialité et d'admiration exagérées qui flattent, et expressions de peur, de chagrin et de déception exagérées qui apitoient ou culpabilisent. L'éducation des enfants est un autre domaine où une exagération des signes d'émotion à but éducatif est tentante : par exemple, faire comme si une petite bêtise de l'enfant était plus grave qu'elle ne l'est. Est-il possible de tirer de bonnes leçons de signaux faussés ?

Le comportement « sociable-agressif »

Tant que nous sommes dans la manipulation : les Américains utilisent le mot de « touchy-feely » pour désigner une sentimentalité collante et dégoulinante, qui, alternativement :

- exalte avec de grands sourires les vertus merveilleuses des relations humaines ;

- accorde la plus grande importance aux moindres signes d'émotion ou de froideur chez autrui, qui deviennent des occasions de soupçons, d'enquêtes, de commérages et de conseils ;

- se trouble ou se vexe à la moindre remarque, employant volontiers l'argument imparable : « you hurt my feelings » (« vous blessez mes sentiments ») ;

- tolère particulièrement mal l'ironie et le sarcasme, motifs de rancune mortelle ;

- rejette systématiquement les fautes sur les autres ; puisque l'individu « touchy-feely » est intimement persuadé d'être de bonne volonté, altruiste, sensible, tolérant, aimant les choses simples, et disposé à être l'ami de tout le monde, alors rien ne peut être de sa faute. S'il y a des malaises, des conflits et des psychodrames, c'est nécessairement de la faute des autres, qui sont négatifs et compliqués. Les vengeances de l'individu « touchy-feely » ont des allures de croisade contre les méchants.

Le comportement « touchy-feely » est une variante du comportement « passif-agressif » classique[1] : pour ainsi dire, un comportement « sociable-agressif ». Il est improbable que ce comportement s'améliore par un travail sur soi, car il n'y a pas de demande : l'individu estime déjà s'y connaître mieux que quiconque en matière d'émotions et de relations humaines, et donnerait plutôt lui-même des cours. Il s'imagine qu'il existe une sorte de

---

1. Comportement qui endure et accumule silencieusement les vexations jusqu'à l'explosion ; explosion mal comprise par l'entourage, puisque certains de ses motifs sont anciens. Le comportement passif-agressif est facile à améliorer par un travail sur soi.

loi des émotions, ou loi des relations humaines, qui lui donne toujours raison. En termes de réussite sociale, le bilan de ce comportement est mitigé, car, d'un côté, l'individu « sociable-agressif » se rendra insupportable aux yeux de beaucoup de gens, mais, d'un autre côté, il pourra toujours compter sur le soutien d'autorités et d'organisations qui affichent les mêmes valeurs de sociabilité, de paix et d'amitié universelle.

Contre la « prise de tête »

Comparons deux textes d'époques différentes sur les rapports conjugaux.

La Baronne Staffe[1] (1883), parlant des femmes :

« Leur mari est plongé dans une lecture sérieuse, elles disent, à demi-voix : "Il faut que j'aille chercher mon dé (à coudre)." L'attention du mari aura été distraite. – "Qu'est-ce que tu dis ?" "Je dis qu'il me faut aller chercher mon dé." Et cela se répète pour des choses de la même importance. Puis on pleure quand le mari s'éloigne, va lire tranquillement dans son cabinet… ou à son cercle. »

Le psychologue Daniel Goleman[2] (1995) :

« Un jour où je m'apprêtais à entrer dans un restaurant, je vis un jeune homme en sortir d'un pas décidé, le visage figé en une expression dure et renfrognée. Une jeune femme courait sur ses talons et lui martelait désespérément le dos en criant : "Salaud ! Reviens et sois gentil avec moi !" Cette supplique poignante, impossible, contradictoire, est typique de ce qui est souvent à l'œuvre dans un couple à la dérive. Elle veut interagir, lui s'en va. »

---

1. Citée dans *Trésors de la politesse française*, Belin, 1983, chapitre « La conversation », par Sylvie Weil.
2. *L'Intelligence émotionnelle*, J'ai Lu, 2003 (1995), chapitre 9.

Entre autres commentaires possibles, ces deux textes illustrent que, jusqu'au XIXe siècle, la sagesse consistait largement à savoir se taire, tandis que nos sages d'aujourd'hui, les « psys », nous invitent plutôt au grand déballage. L'encouragement à parler de nos émotions s'inscrit dans le cadre de cette invitation plus large à nous expliquer, à nous écouter mutuellement, à mettre les choses à plat, à parler de nos relations[1], à crever les abcès, à dissiper nos malentendus et à régler nos conflits.

Or, il est douteux que nous ayons toujours les moyens de mener à bien un tel déballage. Parfois, faute de mots appropriés et de compréhension des situations, cela tourne au psychodrame creux de feuilleton américain. Parfois, cela tourne en rond, comme dans un monologue interminable de *talk-show* télévisé. Et, parfois, cela tourne mal : les conflits que nous avons mis sur la table s'avèrent ingérables, nous avons surestimé la capacité d'autrui à entendre certaines choses, il y a des blessures plus graves que prévu, des enjeux sous-estimés, des querelles de principe ; les choses s'enveniment, et il est impossible de revenir en arrière. Quand la relation était importante pour nous, cela peut mener au désespoir authentique : « je croyais que ce serait mieux après, et j'ai tout gâché ». Ceci dit, ce serait trop beau, s'il nous était possible de connaître précisément nos limites, et de nous engager seulement dans des entreprises maîtrisables par nous. Au besoin, nous pouvons toujours limiter la casse, et peut-être même obtenir ce que nous espérions au début, en consultant, selon les cas, un *coach*, un thérapeute ou un conseiller conjugal.

Il est difficile de bien parler des relations humaines

La culture ambiante nous souffle que, pour démêler nos relations et bien nous entendre, il suffit d'avoir de la bonne volonté, de la spontanéité et

---

1. Certains psychologues appellent cela « méta-communiquer » : communiquer à propos de notre communication.

des qualités de cœur. Or, s'il suffisait de le vouloir, nous serions tous ambassadeurs ou psychothérapeutes ! Certains types de problèmes sont aisés à résoudre, et d'autres beaucoup plus difficiles, voire insolubles. Suivre des formations à la communication fait une grande différence, s'agissant du degré de difficulté relationnelle que nous sommes capables de gérer. Faute de formation, que pouvons-nous faire ? Si nous voulons échapper à une discussion, évitons de la relancer nous-mêmes par mégarde. Si certains types de discussion paraissent tourner systématiquement à l'aigre, évitons de nous y engager : excusons-nous, disons : « je ne sais pas », et proposons d'arrêter. Faisons l'essai d'exprimer brièvement nos émotions (cela suffit parfois), au lieu de nous lancer dans de laborieuses explications objectives.

Il vaut mieux éviter de reprocher à l'autre de ne pas communiquer

Si nous sommes capables d'aider autrui à exprimer ses émotions, notamment si nous avons suivi des formations pour cela, tant mieux. En revanche, il est généralement vain de houspiller l'autre en exigeant de lui une communication qu'il ne peut ou ne veut pas faire : cela le met en situation d'échec, et l'incite à abandonner une relation qui devient désagréable pour lui. Attention au langage de la psychologie, qui donne d'innombrables opportunités de reproches contre-productifs : « tu es critique, tu es négatif, tu es dans le jugement, tu généralises, tu ne sais pas faire un compliment, tu n'as pas d'intelligence émotionnelle… »

L'émotion est un message comme un autre, et non quelque chose de sacré

Exprimer une émotion est parfois considéré comme la façon la plus intime et sincère de parler de soi. Or, parler judicieusement de soi n'est pas si facile. De plus, une émotion est souvent plutôt une façon de parler

© Groupe Eyrolles

à la fois de soi, de l'autre et de l'environnement. Cette complexité est dûment reconnue par certains auteurs d'ouvrages sur les émotions. D'autres préfèrent simplifier, en disant que l'émotion a toujours raison : ils nous laissent croire qu'exprimer une émotion est une façon d'avoir le dernier mot, l'autre n'ayant plus qu'à s'incliner, sous peine de passer pour un monstre d'irrespect ! Comparons quelques conseils de psychologues sur ce point :

- évitons de faire passer nos pensées pour des émotions (« je me suis senti rejeté ») ; privilégions plutôt l'expression de nos émotions simples et primaires (colère, tristesse, honte…)[1] ;

- allons au-delà de l'expression faussement évidente de nos émotions primaires. Affinons notre expression (« je suis contrarié, fatigué »…), comprenons les besoins sous-jacents[2] ;

- un conseil plutôt contraire à l'esprit de ce livre : respectons les émotions comme indiscutables, car purement personnelles, sauf la colère, qui ne compte pas, parce qu'elle est une façon de parler de l'autre et non de soi[3].

Pour la psychologie cognitive des émotions, une émotion peut dépendre d'appréciations subjectives erronées ou incomplètes, et peut donc s'avérer dépourvue de motif réel et sérieux. Si nous insistons lourdement pour faire respecter notre émotion, tandis que notre interlocuteur a des doutes sur son bien-fondé, cela peut créer une couche supplémentaire de polémique, et envenimer les relations. En somme, l'émotion est un message comme un autre, qui peut être plus ou moins judicieux et

---

1. Claude Steiner, *L'ABC des émotions*, Dunod-InterÉditions, 2005 (1997), chapitre 5.
2. Thomas d'Ansembourg, *Cessez d'être gentil soyez vrai !*, Éditions de l'Homme, 2004.
3. David Servan-Schreiber, *Guérir*, Robert Laffont, 2003, chapitre 12 : « (l'autre) ne pourra remettre en cause mes sentiments. Ceux-ci m'appartiennent entièrement ! (…) il ne faut pas tomber dans le piège de parler de sa colère (…) car la colère, c'est déjà une émotion tournée vers l'autre, pas l'expression d'une blessure intime. »

justifié. L'important est surtout de voir comment nous accueillons les messages émotionnels, et comment nous y répondons ; c'est ce que nous ferons, émotion par émotion, dans la troisième partie.

La contribution éthique **5**

Émotion et éthique

Les questions de honte et de fierté établissent un premier lien évident entre éthique et émotion. En outre, les émotions ont une certaine vocation naturelle à régler les rapports que nous avons les uns avec les autres. Certains enjeux éthiques sont moins visibles, et tendent à perturber les travaux pratiques par des objections soudaines : « Mais c'est mal d'être agressif – Mais j'ai le droit de veiller à ma propre sécurité – Mais je suis libre de faire ce que je veux. » Il y a un tri à faire dans tout cela, tout en reconnaissant les intentions légitimes de chacun. Le thème des émotions est souvent confisqué aujourd'hui par une philosophie morale faisant la promotion de l'altruisme, de la compassion et de la non-violence ; doctrine morale dont les ambitions sont certes estimables, mais qui n'est pas fondée pour autant à revendiquer un tel « monopole du cœur ». De ce point de vue, ce chapitre peut avoir, en soi, une certaine valeur de prise de conscience, s'agissant de montrer que les questions éthiques ne sont pas si simples, qu'elles ont des coûts cachés en termes d'émotions pénibles, et peuvent diviser les gens en factions opposées !

L'impact émotionnel caché de nos convictions éthiques

Au cours des deux cent cinquante dernières années, c'est-à-dire depuis l'époque de Voltaire et Rousseau, s'est développée en Occident une éthique moderne, passablement complexe, qui, notamment, tient beaucoup moins compte de Dieu et de l'au-delà, voire plus du tout, et a trouvé d'autres sources de légitimité et de devoir. Quoique récente, cette éthique imprègne l'environnement culturel où nous sommes nés, et l'habitude nous empêche d'en voir les spécificités. Le tableau suivant propose un aperçu des aspects anxiogènes, culpabilisants et générateurs de discorde de notre éthique ambiante, aspects que nous pouvons éventuellement méconnaître ou sous-estimer.

Quelques évolutions récentes de l'éthique, bonnes à première vue	Coûts émotionnels cachés
Montée de l'égalitarisme et d'une philosophie de la dignité humaine (Déclaration d'indépendance américaine, Révolution française, *Métaphysique des mœurs* de Kant, droits de l'Homme).	Nous sommes très préoccupés de nos droits, sans trop nous demander comment et par qui nos droits sont censés être garantis. Notre susceptibilité explose dès que nous sommes traités en inférieurs, traités comme des objets, pris pour des idiots, quand nos mérites ne sont pas reconnus, quand nos chances ne sont pas égales à celles des autres, quand nous sommes jugés, quand on ne nous écoute pas, quand on nous manque de respect, quand on nous fait payer une chose qui devrait être gratuite. .../...

© Groupe Eyrolles

...∕...

Montée d'une doctrine du péché par omission (insuffisance de contribution aux bonnes causes) et du péché solidaire (participation aux mauvais comportements collectifs).	Nous sommes culpabilisés de façon persistante au sujet des questions sociales et écologiques. Nous nous reprochons à nous-mêmes, et mutuellement, la négligence, l'inaction, le silence complice, l'indifférence, le repli sur la sphère privée, et la contribution dérisoire qui donne bonne conscience. Nous redoutons le jugement d'autrui, qui peut, à tout moment, nous rendre solidairement responsables de tout et n'importe quoi.
Remplacement progressif des codes moraux simples (« fais » et « ne fais pas ») par des obligations de moyens (« fais au mieux pour que... »), voire par des obligations de résultat (« débrouille-toi pour que... »).	Nous ployons sous le fardeau de nobles missions dépassant nos capacités. Nous sommes indignés par l'incompétence et les dégâts accidentels, sans considération des moyens qui étaient disponibles, y compris quand les efforts étaient bénévoles. Nous nous protégeons des reproches par une manie de la précaution : abstention, profil bas, certifications et parapluies.
Montée d'un hygiénisme moral qui se présente comme de la science (le bien et le mal, le bon et le mauvais sont remplacés par le sain et le pathologique, le naturel et l'anormal).	Nous cultivons des craintes, inquiétudes, anxiétés et hontes superstitieuses concernant les anormalités apparentes, l'immaturité, l'infantilisme, les « perversions » et la violence.
Montée du soupçon sur les motivations, ou procès d'intention (œuvres de Marx, Nietzsche et Freud).	Les accusations polémiques de parler par intérêt se généralisent. Nos comportements courants sont dévalorisés, perçus comme des fuites ou des substitutions. Nous évitons les contacts, par crainte du soupçon de motivations sexuelles. Nous craignons une inquisition psychologique capable de découvrir nos motivations inavouables. Nous nous protégeons par des contre-attaques personnelles : « Tu as l'esprit mal tourné, tu vois le mal partout. »

...∕...

Quelques évolutions récentes de l'éthique, bonnes à première vue	Coûts émotionnels cachés
Remplacement de la colère « chaude » par la colère froide, les sermons éducatifs et les privations de récompenses.	Nous ruminons nos rancunes chacun dans notre coin, en rêvant de dire aux autres leurs quatre vérités.
Montée d'une opposition entre deux droits plus ou moins naturels : droit de propriété (protection des acquis, respect des contrats, droit du premier occupant) et droit du besoin (partage, redistribution, correction des iniquités, droit d'asile, socialisme, communisme).	Notre planète a connu des guerres civiles à dimension idéologique, d'ampleur sans précédent. Les politiques publiques s'efforcent malaisément de ménager la chèvre et le chou. Il y a des conflits envenimés sur les flux migratoires. L'argent, le commerce, le pouvoir et la société de consommation sont pris comme boucs-émissaires de l'insatisfaction générale.

L'éthique est un sujet faussement simple, qui, à moins d'être parfaitement maîtrisé, apporte davantage de questions que de réponses. Ce n'est peut-être pas pour rien que, à la fin du conte de Voltaire, le personnage de Candide nous conseille de « cultiver notre jardin », sans nous mêler de choses qui nous dépassent. En tout cas, le travail sur les émotions n'est sûrement pas une baguette magique qui va réussir à rendre le monde globalement meilleur, là où la philosophie, la politique et la religion ont échoué. Les apports d'un travail sur les émotions peuvent seulement être ponctuels.

Les capacités de régulation sociale des émotions

Les émotions ont également une certaine importance, s'agissant de régler notre conduite.

Deux cousins, Jérôme, 2 ans, et Norbert, 4 ans, jouent sous la surveillance de la nounou de Jérôme. Avec le plus grand sérieux, le grand Norbert est en train de faire une composition artistique sur un tableau blanc métallique, avec des losanges de couleur aimantés. Au bout d'un certain temps, le petit Jérôme, mécontent, balaie brutalement de sa main la composition artistique, qui est gâchée. Norbert crie et fond en larmes, et se tourne vers la nounou, espérant une intervention de police. Au lieu de sévir, la nounou désigne le petit Jérôme d'un léger mouvement de tête, et répond à Norbert, sur un ton de légère commisération : « Tu vois ? Il regrette. » Norbert regarde son petit cousin, et constate qu'il est tout penaud, tête baissée, et rouge jusqu'aux oreilles. Après un instant de surprise et d'hésitation, Norbert passe l'éponge, et l'incident est clos.

En l'occurrence, il aurait été inutile de faire lourdement la leçon au plus jeune, puisque ses signes d'émotion prouvaient suffisamment qu'il avait compris. C'était plutôt le plus âgé qui pouvait tirer profit d'une réorientation de son attention.

Pour utiliser les capacités de régulation sociale des émotions, il s'agit de reconnaître et de faire remarquer l'émotion déjà existante. Selon les situations, cela peut nécessiter du tact, certaines personnes n'ayant pas forcément envie que leur émotion soit remarquée. En tout cas, nous pouvons trouver, chez les animaux, de nombreux exemples où les manifestations d'émotion ont pour effet de réguler les comportements. Par exemple, les manifestations de détresse ou de soumission tendent à faire cesser l'agression. Au sein d'une même espèce, bien sûr, pas entre prédateur et proie[1] !

1. Voir par exemple François Lelord et Christophe André, *La Force des émotions*, *op. cit.* : « La tristesse peut vous protéger momentanément de l'agressivité des autres ».

Un cas souvent cité est celui du « sens de la justice » chez les singes capucins[1]. Des chercheurs ont entraîné des guenons à exécuter des tâches en échange de petites récompenses alimentaires. Puis ils ont commencé à donner des récompenses inégales aux guenons, pour la même tâche. Souvent, les guenons qui recevaient la récompense la plus faible la refusaient, ou bien la prenaient et la jetaient aussitôt, et refusaient ensuite d'exécuter d'autres tâches. Ce comportement, interprété par beaucoup de commentateurs comme un « sens de la justice », a été aussi décrit comme « irrationnel », au motif qu'une récompense, même faible, vaut mieux que rien. Or, nous pouvons interpréter l'expérience différemment. Le fait que d'autres guenons reçoivent de meilleures récompenses est peut-être surtout la preuve visible qu'une meilleure récompense est possible. En refusant sa récompense plus faible, et en faisant la grève, la guenon joue, en quelque sorte, à quitte ou double, et a une chance d'être mieux traitée à l'avenir. Au contraire, si elle acceptait la récompense faible, elle signifierait par là qu'elle accepte d'être désormais moins bien traitée. Ainsi, la déception ou la frustration de la guenon, suivie de bouderie, peut être comprise comme un comportement émotionnel sensé, quoique risqué, qui tend à influencer la conduite de l'expérimentateur distribuant les récompenses.

Nous pouvons étendre l'exemple précédent au cas de la vengeance. Nous entendons parfois dire que la vengeance est irrationnelle, puisqu'il est impossible de modifier le passé. Pourtant, si la vengeance n'existait pas, cela voudrait dire que nous pourrions dès maintenant traiter les autres aussi mal que nous le voulons, sans craindre de représailles ! Ainsi, comme la bouderie de la guenon ci-dessus, la rancune et le ressentiment s'inscrivent dans une régulation des comportements à base de dissuasion, régulation qui, sans être infaillible, est sensée. Le cas de la vengeance montre

---

1. Recherches publiées dans le magazine *Nature* en 2003 par Sarah Brosnan et Frans de Waal.

© Groupe Eyrolles

aussi que la nature peut éventuellement nous déplaire. La régulation naturelle des comportements par les émotions est ce qu'elle est : il nous appartient seulement de la faciliter quand nous l'approuvons, et de la contrarier tout en la reconnaissant, quand nous la désapprouvons[1]. En outre, la régulation émotionnelle naturelle peut contenir des contradictions, c'est-à-dire des influences émotionnelles différentes qui s'opposent dans certaines situations, nécessitant des arbitrages inconfortables. Le naturaliste Darwin, s'intéressant aux éléments de sens moral chez les animaux, donnait l'exemple des hirondelles qui, d'un côté, ont des instincts parentaux nourriciers qui font qu'elles s'occupent de leurs oisillons, et, d'un autre côté, ont des instincts migratoires qui font qu'elles s'en vont au loin la saison venue, en abandonnant parfois leur couvée[2]. Les organismes naturels ne sont pas de belles machines dessinées par un ingénieur, avec une place pour chaque chose et chaque chose à sa place : dans la nature, tout se fait davantage par tâtonnements. Il en va de même pour nos émotions.

Qu'attendons-nous moralement des émotions ?

Nous pouvons, dans certaines limites, faire un travail sur nos émotions qui influence notre conduite dans le sens de nos conceptions éthiques. Mais lesquelles ? Nous allons donner ci-dessous la carte d'identité sommaire de

---

1. Quand il s'agit de nature, nous faisons souvent deux poids, deux mesures. Selon que nous voyons dans la nature des choses qui nous plaisent ou nous déplaisent, nous la décrivons soit comme un environnement vivant et généreux, peuplé de « bons sauvages », soit comme une jungle impitoyable, sanguinaire et barbare. Ou alors, nous affirmons que la nature est bonne, et nous rejetons la faute sur l'humanité, ou sur une partie des gens. Voir par exemple François Lelord et Christophe André, *op. cit.* : « Quand tristesse et soumission n'empêchent pas les coups de pleuvoir », ou Daniel Goleman, *L'Intelligence émotionnelle*, J'ai Lu, 2003 (1995), chapitre 12 : « Les mauvais traitements : la disparition de l'empathie ».
2. *La Filiation de l'homme et la sélection liée au sexe*, Syllepse, 1999 (1871), chapitre IV.

trois grands courants d'opinion de la culture occidentale, avec les attentes spécifiques de chacun d'eux vis-à-vis du travail qui nous occupe. Sur certains enjeux éthiques précis, ces courants peuvent se rejoindre ou pas. Il ne s'agit pas de trancher entre ces trois courants, d'affirmer que l'un d'eux est meilleur que les autres, mais plutôt de nous y reconnaître, et de reconnaître la légitimité, les préférences et les pièges de chacun d'eux, pièges qui auront tendance à se manifester au cours de tout travail sur les émotions.

Le courant d'opinion survivaliste ou utilitariste : « les dures nécessités »

Valeurs : réalisme, puissance, prospérité, utilité, construction, œuvre, sécurité, durabilité, perpétuation, contrats, famille, collectivité locale, nation.

Croyances motivantes : l'abondance est une marge de sécurité contre la pénurie. Même si nous sommes en tête de la course, courons encore plus vite, pour être sûrs de ne pas perdre.

Bêtes noires : gaspillage, parasitisme, délinquance, passe-droits, mauvaise gestion, paresse, affaiblissement, décadence, stérilité, futilité, concurrence menaçante d'autres groupes sociaux.

Dévoiement typique : tendances « facho » pour réprimer le chaos déstabilisant.

Raison ou passion ? : raison.

Importance accordée aux émotions : faible. Confusion avec les pulsions biologiques en général.

Travail émotionnel approuvé : promotion d'un optimisme gagnant. *Coaching* d'équipe pour renforcer les liens au sein d'une équipe en concurrence avec d'autres. Aide au travail de deuil des employés des entreprises en restructuration. Plus rarement de nos jours : travail d'endurcissement dans les épreuves.

Travail émotionnel désapprouvé : pacification inconditionnelle, perçue comme un affaiblissement. Prêche de la solidarité, quand l'heure est à la recomposition du groupe. Développement personnel intimiste, perçu comme futile.

© Groupe Eyrolles

Le courant d'opinion universaliste
ou grégaire : « pour tout le monde »

Valeurs : amitié universelle, amour, joie, paix, non-violence, protection donnée par le droit, dialogue, tolérance, échange, multiculturalité, compassion, charité, solidarité, entraide, modestie.

Croyances motivantes : un monde meilleur, une société plus juste, la pauvreté vaincue, des lendemains qui chantent.

Bêtes noires : égoïsme, orgueil, avarice, agressivité, violence, armes à feu, prédation, domination, barbarie, discorde, divorce, individus faisant cavalier seul, sous-groupes faisant bande à part (« communautarisme »).

Dévoiement typique : tendances à la chasse aux sorcières et au totalitarisme, c'est-à-dire un monde meilleur pour tout le monde après élimination des cavaliers seuls et des bandes à part. Justifications typiques de l'épuration : « Trop c'est trop, ils l'ont bien cherché, ils se sont exclus eux-mêmes, ça nous fait plus de mal qu'à eux, ils sont punis par où ils ont péché, ça les fait goûter à leur propre médecine. »

Raison ou passion ? : les deux, à réconcilier.

Importance accordée aux émotions : forte. Distinction marquée entre bons sentiments et mauvais sentiments.

Travail émotionnel approuvé : gestion pacificatrice de la colère et du mépris (« assertivité », « communication non-violente »). Prêche des émotions positives dans des buts associatifs et caritatifs : joie d'être en groupe, joie de donner. À la rigueur, exploration de notre « part d'ombre », de façon très encadrée, pour garantir notre retour presque immédiat à de meilleurs sentiments.

Travail émotionnel désapprouvé : réhabilitation durable des mauvais sentiments. Développement des émotions positives profitant aux cavaliers seuls et aux bandes à part.

Le courant d'opinion libertaire : « si je veux »

Valeurs : qualité de la vie, projet personnel, affinités électives, authenticité (« être soi-même »), originalité, sincérité (même désagréable), humour (même « politiquement incorrect »), audace exploratoire, étrangeté, imagination, réhabilitation du ténébreux (« monstres gentils », littérature sulfureuse).

Croyances motivantes : la vérité est ailleurs. Les vraies valeurs contre les fausses.

Bêtes noires : oppression morale, utilitarisme grossier, conservatisme, hypocrisie, mariage forcé (au sens propre et au sens figuré).

Dévoiement typique : donquichottisme, c'est-à-dire tendance à se prendre pour Don Quichotte, Robin des Bois, Zorro, Socrate ou Jésus, noble justicier faisant éclater la vérité et les vraies valeurs dans un environnement sclérosé et corrompu.

Raison ou passion ? : passion.

Importance accordée aux émotions : moyenne. Les émotions se mêlent à des considérations philosophiques et esthétiques.

Travail émotionnel approuvé : déculpabilisation. Émancipation, gain d'indépendance (« savoir dire non »). Les libertaires seraient intéressés par un travail de développement des émotions gratifiantes méconnues évoquées au chapitre 3.

Travail émotionnel désapprouvé : *coaching* d'équipe, jugé trop grossièrement utilitaire. Pacification inconditionnelle, jugée trop politiquement correcte.

Deuxième partie

Les coulisses des émotions

Récapitulons. Nos émotions dépendent de notre appréciation subjective des situations de notre vie. Nos défauts de jugement peuvent provoquer des émotions regrettables. Le domaine des émotions et celui des phénomènes psychosomatiques se recoupent[1]. Il y a une base naturelle commune dans le déclenchement des émotions, sous l'acquis culturel et personnel variable. Allons plus loin : nous avons besoin d'une définition plus précise des émotions et d'une description générale de leur fonctionnement. Qu'est-ce qui distingue nos émotions de nos instincts et de notre intelligence ? Pourquoi peuvent-elles être provoquées notamment par nos rêves ? Quels sont nos moyens d'action pour les apprivoiser ?

---

1. Au sens le plus général qui soit, les phénomènes psychosomatiques sont des événements corporels involontaires ayant une origine psychique. Le plus souvent, nous voyons uniquement leur côté pathologique : symptômes de maladie qui apparaîtraient soit par autosuggestion, soit parce que notre corps se met en grève ou veut nous « parler », soit parce que nous réprimons nos conflits internes ou nos émotions. Une telle vision est tronquée : les phénomènes psychosomatiques font aussi partie de notre saine routine de fonctionnement. Avoir le sang qui s'arrête de circuler dans les mains et les pieds quand nous craignons le froid (« pieds froids »), ou rougir quand nous avons honte, ce sont des phénomènes psychosomatiques qui ne sont pas pathologiques.

Les émotions : des réactions flexibles aux effets variés

6

Les effets des émotions

Dans le langage courant, les émotions sont souvent considérées comme des états de notre corps ou de notre esprit. Par exemple, la colère peut être décrite comme une rougeur cutanée, une tendance à crier et à combattre, et une impression subjective désagréable. Or, à proprement parler, les émotions sont plutôt des processus, avec une cause (ou point de départ), un principe de fonctionnement (ou cheminement), et des effets (ou point d'arrivée). La colère est un processus qui commence par la perception d'une offense, et s'achève par la rougeur, les cris et autres symptômes.

Les effets des émotions peuvent être classés selon deux critères : d'abord, selon qu'ils concernent principalement notre corps ou notre esprit[1] ; ensuite, selon que leur fonction principale est l'information ou l'intendance. Par exemple, quand nous sommes surpris, notre haussement de sourcils remplit une fonction d'information, qui est de signifier notre étonnement à autrui. Quand nous sommes apeurés, le battement plus rapide de notre cœur remplit une fonction d'intendance, qui est d'alimenter et d'oxygéner notre corps en vue d'une fuite ou d'un combat. En combinant ces deux critères de classement par nature et fonction, nous obtenons quatre grandes classes d'effets émotionnels, décrites dans le tableau ci-contre, qui couvrent tout ce que nous appelons habituellement les émotions. Une émotion peut comporter plusieurs effets remplissant des fonctions différentes. Par extension, nous pouvons inclure dans ces quatre classes quelques autres phénomènes physiques et mentaux qui sont des cas limites : nous pourrions éventuellement leur donner le nom de phénomènes émotionnels, mais nous n'avons pas l'habitude de le faire.

---

1. Dans une conception interactive de l'esprit et du corps, un effet émotionnel dans notre esprit possède une certaine contrepartie physique et chimique dans notre corps, notamment dans notre cerveau. Toutefois, cette contrepartie corporelle est plus ou moins invisible depuis l'extérieur, se déroulant dans notre corps secret des nerfs et des hormones ; c'est plutôt l'effet mental qui est intéressant.

Quatre classes d'effets émotionnels, par nature et fonction

	Fonctions d'information (information à destination de soi ou d'autrui, y compris l'encouragement et la dissuasion)	**Fonctions d'intendance**
Nature surtout mentale	Ressenti émotionnel direct — Prise de conscience immédiate, récompense ou punition interne. Par exemple : sentiment pénible de peur, de colère ou de chagrin ; émotions gratifiantes.	Influences comportementales — Lignes de conduite inconsciemment déclenchées, changements de l'état de vigilance. Par exemple : inquiétude qui fait chercher, surprise qui réveille et grave les évènements dans la mémoire.
Nature surtout corporelle	Expression des émotions — Information d'autrui, qui peut l'influencer : expressions du visage, postures corporelles, ton de la voix.	Intendance psychosomatique — Par exemple : rythme cardiaque, constriction et dilatation des sphincters et vaisseaux sanguins, activité des glandes.

Par extension, nous pouvons inclure dans le ressenti émotionnel direct les émotions anticipées, incertaines, ou confondues avec le jugement que nous portons sur une situation. Par exemple : « crainte », « doute », « sentiment de culpabilité ».

Par extension, nous pouvons inclure dans les influences comportementales les jugements affectifs qui influencent nos choix. Par exemple : estime, éloge, jugement d'importance, jugement de goût, jugement de vraisemblance, jugement d'appartenance.

Par extension, nous pouvons inclure dans l'expression des émotions l'expression improvisée, partiellement choisie : gestes, paroles, sons inarticulés.

Par extension, nous pouvons inclure dans l'intendance psychosomatique les réactions psychosomatiques (par exemple salivation à la vue des aliments), certains troubles psychosomatiques.

L'émotion comme réaction

Nous appelons généralement : « action » ce qui dépend de notre volonté et de notre capacité d'initiative, et fait intervenir directement notre conscience et notre intelligence. Puisque nos émotions sont provoquées de façon involontaire et intuitive, ce sont des réactions, plutôt que des actions. Le tableau ci-contre compare les émotions aux réflexes classiques.

Il y a un enjeu scientifique dans le tableau ci-contre. Les auteurs qui voient dans les émotions surtout des états du corps, comme le neurologue Antonio Damasio, ont tendance à assimiler toutes les émotions à des réflexes classiques. La psychologie cognitive des émotions, quant à elle, insiste sur l'implication de la subjectivité dans les réactions émotionnelles, ce qui les distingue des réflexes classiques. Pendant une bonne partie du XXe siècle, les savants ont considéré que les perceptions,

	Exemple de réflexe classique	Exemple d'émotion ressemblant à un réflexe	Exemple d'émotion en général
	Petit coup sous le genou, causant une réaction musculaire	Main approchée du visage, causant une réaction de recul	Cauchemar causant une angoisse
Implication de la volonté	Réaction involontaire, impossible à maîtriser	Réaction involontaire, mais quelque peu influençable (sang-froid, ou confiance en la personne approchant la main)	Réaction involontaire, mais influençable par un travail sur soi
Implication du cerveau	Réaction des nerfs et de la moelle épinière, court-circuitant le cerveau	Réaction impliquant au moins la partie sous-corticale du cerveau	Réaction impliquant pleinement le cerveau

comme la vue et l'ouïe, étaient des phénomènes purement corporels, dont la dimension psychique était nulle ou négligeable. Il semble que la communauté scientifique abandonne lentement cette opinion, se rangeant ainsi à l'avis des meilleurs naturalistes du XIXe siècle, qui reconnaissaient aux perceptions une composante mentale[1]. Pour la psychologie cognitive des émotions, les émotions sont des réactions, tout comme les réflexes, mais des réactions qui passent par l'esprit, voire qui tirent leur origine de l'esprit sans stimulation extérieure, comme dans le cas des émotions éprouvées en rêve.

L'émotion, plus flexible que l'instinct

Ce que nous appelons un instinct est une réponse préprogrammée d'un organisme à une stimulation donnée. L'efficacité de la réponse peut éventuellement s'affiner, mais c'est toujours, pour l'essentiel, la même stimulation qui produit fixement la même réponse[2]. De nombreux instincts différents peuvent se combiner pour créer un comportement très

---

1. Par exemple, Pavlov, qui n'était pas lui-même béhavioriste, reconnaissait que la salivation des chiens à la vue des aliments était un phénomène « psychique ». Darwin écrivait, au sujet de la réaction d'évitement d'un coup porté au visage, que « le stimulus est transmis par l'intermédiaire de l'esprit et non point par l'excitation d'un nerf périphérique » ; *L'Expression des émotions chez l'homme et les animaux*, *op. cit.*, chapitre premier.
2. *Cf.* le neurobiologiste Jean-Didier Vincent : « Le terme d'*instinct*, frelaté par son usage finaliste (voir *instinct de conservation*), a été remis en honneur par les éthologues (Tinbergen, Lorenz). C'est un acte ou une série d'actes qui ne changent pas lors de répétitions (*fixed action pattern*). Phénomène essentiellement inné, l'instinct peut être modifié par l'apprentissage, qui joue en général un rôle d'affinage et d'amélioration de la performance : qualité du vol pour l'oiseau, de la tétée pour le petit rat... » *Biologie des passions*, Odile Jacob, 1986, chapitre 8.

complexe, par exemple la construction d'une termitière par les termites[1].
Cependant, les instincts procurent aux animaux une autonomie de
comportement restreinte : sinon, il faudrait qu'une réponse appropriée
soit préprogrammée pour chaque stimulation possible dans chaque environnement possible, ce qui poserait, trivialement, un problème de capacité physique de stockage de la programmation dans le cerveau[2] !

Les animaux dotés d'émotions en plus de leurs instincts sont déjà plus
autonomes, c'est-à-dire capables de vivre dans des environnements
variés. En effet, les émotions sont des réactions polyvalentes, réutili-
sables à l'identique dans de nombreuses situations ayant des points
communs. Par exemple, la peur est une réaction de fuite réutilisable
dans toutes les situations ayant en commun d'être des situations de
danger. Encore faut-il, pour que l'émotion entre en jeu, que l'animal soit
capable de trier et d'exploiter ses perceptions, de façon à reconnaître le
point commun significatif. Cela peut se faire en utilisant des critères
d'appréciation relativement simples et vagues, tels que : « fuir tout ce
qui est gros et qui bouge ». Cela peut se faire aussi par association : « fuir
tout ce qui est associé dans ma mémoire à quelque chose d'autre qui m'a
déjà fait fuir ». Cette question du tri des perceptions, permettant le
déclenchement des émotions, est un sujet particulièrement difficile à
étudier. C'est un point obscur de théorie, éloigné de nos préoccupations

---

1. Au fur et à mesure que les termites construisent leur termitière, ils modifient leur
   environnement immédiat, donc ils reçoivent des signaux différents de leur environnement, ce qui permet à d'autres instincts de prendre le relais pour la suite de la
   construction, et ainsi de suite jusqu'à la fin, sans qu'il soit nécessaire aux termites
   d'avoir un plan du résultat final, ni même de savoir ce qu'ils font. Le biologiste
   Pierre-Paul Grassé a donné à ce phénomène le nom de « stigmergie » en 1959 :
   « L'ouvrier ne dirige pas son travail, il est guidé par lui ».
2. C'était l'argument du philosophe Descartes, dans la cinquième partie du *Discours de
   la méthode*, J'ai Lu, 2004 (1637), pour montrer que la « raison », capable de répondre
   à tout, devait être davantage qu'une somme de réponses préprogrammées.

de développement personnel, qui occupe les psychologues travaillant sur les théories cognitives des émotions[1]. Pour nos besoins de développement personnel, il est suffisant de faire une approximation des conditions de déclenchement des émotions, sous la forme d'une ou deux phrases décrivant une situation stéréotypée, comme : « subir une perte irrévocable » pour la tristesse[2]. En tout cas, les émotions procurent de la flexibilité, de la polyvalence et de l'adaptabilité, par rapport à une somme d'instincts préprogrammés.

Les emprunts de nos émotions à notre intelligence

Chez les animaux qui possèdent des émotions, mais peu ou pas d'intelligence, comme les poissons, les réactions émotionnelles sont aussi immédiates que les réactions instinctives, se produisant aussitôt après une stimulation extérieure. C'est le cas aussi chez les très jeunes enfants humains, qui ont déjà des émotions, mais pas encore de raison : comme on le dit parfois, ils « vivent dans l'instant présent ». Cette immédiateté de la réaction tend à nous faire confondre les instincts et les émotions, sans remarquer le supplément d'autonomie que représentent les émotions par rapport aux instincts. Chez les animaux possédant un certain degré d'intelligence, et particulièrement chez nous autres humains, du moins une fois que nous sommes sortis de la petite enfance, un décalage temporel peut commencer à apparaître entre les stimulations extérieures et les réactions émotionnelles. Pour comprendre cela, nous devons dire quelques mots sur l'intelligence. L'intelligence peut être décrite comme

---

1. Notamment ceux de l'unité de recherche dirigée par Klaus Scherer à l'université de Genève.
2. Extrait du tableau établi en 1991 par le psychologue Richard Lazarus et donné dans l'introduction.

une somme de facultés diverses, notamment d'imagination et de mémoire, qui fonctionnent en boucle ou en circuit interne. Cette boucle interne comporte des entrées d'information et des sorties de décisions, et, entre les deux, un recyclage potentiellement infini de l'information. Aussi, nous pouvons remettre nos réponses à plus tard, comme la mule du pape du conte d'Alphonse Daudet, qui avait gardé sept ans son coup de pied. Nous pouvons aussi inventer, par recombinaison d'information, plusieurs solutions possibles à un problème, ou plusieurs réponses différentes pouvant être fournies dans une même situation. Un décalage imprévisible apparaît ainsi entre, d'une part, diverses stimulations extérieures, et, d'autre part, diverses réponses possibles, qui peuvent sembler tellement indépendantes des stimulations extérieures que nous parlons alors d'actions ou d'initiatives plutôt que de réactions. L'intelligence pourrait être symbolisée par ce schéma :

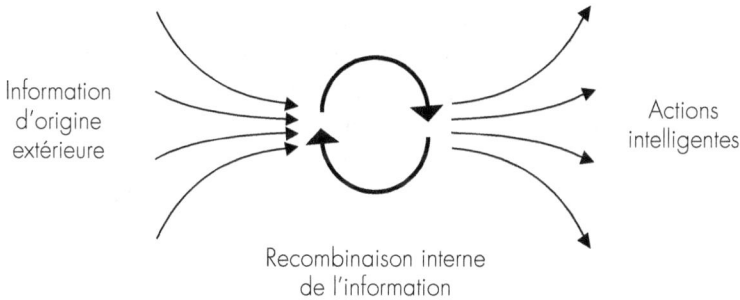

Information
d'origine
extérieure

Actions
intelligentes

Recombinaison interne
de l'information

Grâce à notre intelligence, nous pouvons souvent nous adapter à une situation nouvelle sans avoir besoin de faire un apprentissage pratique par essais et erreurs : par retraitement interne des informations que nous possédons déjà, nous pouvons deviner ce qui risque de se passer, et agir en conséquence. En d'autres termes, quand nous pensons à une situation nouvelle pour la comprendre et l'analyser, c'est comme si nous faisions, sur le moment même, un apprentissage virtuel à propos de cette situation, apprentissage qui, certes, peut se faire sur des bases erronées, mais est plus rapide et économique que l'apprentissage réel.

Nos capacités émotionnelles tiennent compte de notre intelligence. En plus d'être parfois provoquées directement par les stimulations extérieures comme chez les animaux sans intelligence, elles sont souvent provoquées par des stimulations intérieures, fruits de notre retraitement intelligent de l'information. En d'autres termes, nos processus émotionnels repêchent automatiquement leurs signaux déclencheurs dans notre pensée, notre intuition, nos perceptions retravaillées, notre imagination, nos souvenirs et nos rêves. Ainsi, nos émotions sont capables de coopérer avec notre intelligence : l'évocation imaginaire du passé, du futur et du possible peut nous émouvoir, et cette émotion paraît nécessaire au bon fonctionnement de l'ensemble. Si nos émotions demeuraient esclaves de l'ici et maintenant, tandis que notre imagination partait seule en exploration, il est improbable que cela donnerait grand-chose. Au final, nous pouvons supposer qu'une très faible part de nos émotions est immédiatement provoquée par des stimulations extérieures : peut-être à peine un pour cent. Par exemple, même si nous réagissons presque immédiatement à une bonne ou mauvaise nouvelle, il faut tout de même que nous comprenions cette information et en tirions les conséquences, intuitivement ou consciemment, avant qu'une réaction émotionnelle soit possible. Presque tout notre émotionnel est ainsi de source intérieure, avec un décalage impondérable par rapport aux évènements extérieurs.

Tout est sujet à erreur : instincts, intelligence et émotions

Quelle que soit la façon dont nous recevons et traitons les signes provenant de notre environnement, l'erreur est possible. Déjà, les stimulations qui déclenchent les instincts sont des signaux perçus, potentiellement trompeurs, et non la réalité elle-même : par exemple, les fourmis dites « esclavagistes » sont capables de fournir des signaux chimiques trompeurs à d'autres espèces de fourmis, afin de pirater les instincts de ces dernières et de les enrôler à leur service. Les animaux n'ont pas les moyens de reconnaître à coup sûr les membres de leur propre espèce, et essaient parfois de s'accoupler avec des animaux d'espèces voisines. Notre intelligence, elle aussi, dépend d'une observation du monde et d'une éducation qui contiennent sûrement un grand nombre d'erreurs et d'omissions. Nous sommes privés d'accès direct à la réalité pour contrôler la vérité de nos idées ; l'intelligence humaine peut passer des siècles à développer et à embellir des faussetés. Dans ces conditions, il n'y a aucune raison pour que nos émotions soient infaillibles. Tout comme nos instincts et notre intelligence, nos émotions dépendent d'informations, brutes ou retraitées, dont la qualité est impossible à garantir. Le travail d'intelligence des situations entreprend, en fonction des ressources disponibles, d'alimenter nos émotions par une information de bonne qualité.

L'origine subjective des émotions

7

Le rôle de la subjectivité

Presque tous les auteurs reconnaissent que la subjectivité joue un rôle dans les émotions. Par exemple, le psychologue Daniel Goleman : « Le fait de reconsidérer la situation sous un angle plus positif constitue l'un des moyens les plus sûrs pour calmer l'irritation »[1]. Et même le neurologue Antonio Damasio, pourtant promoteur d'une théorie corporelle des émotions : « Tout commence par la représentation consciente que vous vous faites d'une personne ou d'une situation. (…) En somme, il s'agit d'une évaluation rationnelle des diverses données de l'évènement

© Groupe Eyrolles

---

1. *L'Intelligence émotionnelle*, J'ai Lu, 2003 (1995), chapitre 5.

dans lequel vous êtes impliqué »[1]. La question qui divise les auteurs est plutôt de savoir si la subjectivité joue, dans les émotions, un rôle secondaire ou capital. Pour la psychologie cognitive des émotions, la subjectivité joue un rôle capital : c'est elle qui contient le point de départ de nos processus émotionnels. Ce sont nos représentations mentales qui, pour ainsi dire, donnent le feu vert à nos émotions.

De la situation à l'émotion, en passant par l'interprétation

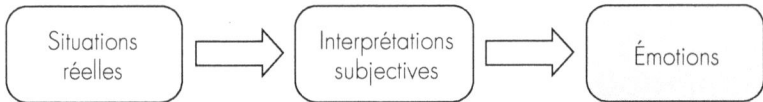

```
┌──────────────┐        ┌──────────────┐        ┌──────────────┐
│  Situations  │  ═══>  │Interprétations│  ═══>  │   Émotions   │
│   réelles    │        │ subjectives  │        │              │
└──────────────┘        └──────────────┘        └──────────────┘
```

Les situations réelles sont seulement des occasions de ressentir des émotions, et non des causes directes d'émotion. La cause immédiate de notre émotion est notre interprétation subjective, c'est-à-dire une information retraitée avec un certain degré de liberté. Certes, les situations réelles se prêtent davantage à certaines interprétations qu'à d'autres, et donc se prêtent davantage à certaines émotions qu'à d'autres ; nous ne sommes pas ici en train de prêcher une sorte de : « rien n'est vrai, tout est permis » émotionnel. Dans la troisième partie du livre, nous nous demanderons quelles émotions sont le plus typiquement provoquées par certaines situations de la vie : conflits, pertes, jugements et dangers.

---

1. *L'Erreur de Descartes*, Odile Jacob, 2000 (1994), chapitre VII. Toutefois, pour la psychologie cognitive des émotions, il est inutile que la « représentation » et « l'évaluation » dont parle Damasio soient « conscientes » et « rationnelles » : elles peuvent être intuitives, ou correspondre à une logique s'écartant du sens commun.

Exemple d'une occasion de colère

Sur un quai de métro à l'heure de pointe, il y a une bousculade, et Sylvie reçoit un coup de pied au mollet.

Plusieurs possibilités	Commentaire
Sylvie est distraite et préoccupée. Dans le mouvement de foule, elle ne perçoit même pas distinctement qu'elle a reçu un coup de pied.	Sylvie n'a pas conscience de la situation.
Sylvie a senti le coup de pied, mais elle pense aussitôt que c'est un accident excusable dans une bousculade. Elle ne perçoit pas cela comme une offense.	L'interprétation de Sylvie n'est pas propre à provoquer sa colère.
Si elle avait été moins pressée, Sylvie aurait perçu le coup de pied comme une offense, mais elle a la tête ailleurs, et n'y pense déjà plus.	Sylvie n'accorde pas d'importance à la situation.
Sylvie se retourne et voit une vieille dame. Elle ne peut pas croire que ce soit cette vieille dame qui lui ait donné un coup de pied.	Sylvie renonce à son interprétation de la situation, parce qu'elle la juge invraisemblable.
Sylvie se retourne et voit un jeune homme. Elle pense qu'il lui a donné un coup de pied par négligence. Elle perçoit cela comme une offense, et se met en colère. Elle s'écrie aigrement : « Vous pourriez faire attention ! »	L'interprétation de Sylvie est propre à provoquer sa colère. Elle croit à sa propre interprétation, et attache de l'importance à la situation.

Les cinq piliers de l'émotion

Pour qu'une situation provoque une émotion chez nous, au moins cinq conditions sont à remplir, dont quatre sont évoquées dans l'exemple ci-dessus : conscience de la situation, importance que nous lui accordons, interprétation propre à provoquer l'émotion, et vraisemblance de l'interprétation. La cinquième condition est l'implication personnelle : la situation doit nous concerner, de près ou de loin. Lorsque nous voulons résoudre un problème émotionnel, une bonne façon de procéder est de travailler sur une ou plusieurs de ces cinq conditions, que nous pouvons appeler les « cinq piliers de l'émotion ».

Les émotions d'origine fictive : romans, rêves et autres

Nous avons vu, dans le chapitre précédent, que nos émotions puisent leur source dans notre pensée, notre intuition, nos perceptions retravaillées, notre imagination, nos souvenirs et nos rêves. Que notre émotion provienne de notre meilleure appréciation d'une réalité présente, ou qu'elle provienne d'une évocation fictive dans laquelle nous sommes plongés, c'est la même émotion. Les situations réelles nous procurent peut-être, en moyenne, des émotions plus intenses que les évocations fictives, étant plus importantes et vraisemblables à nos yeux ; mais pas dans chaque cas. Les évocations fictives s'avèrent même capables, parfois, de nous procurer des émotions particulièrement intenses, claires et distinctes. Nous avons ici une difficulté scientifique à traiter. Comment une évocation fictive, comme une scène de roman, peut-elle nous affecter, alors que, en définitive, elle n'est pas vraie, et ne nous concerne pas ? Elle peut éventuellement faire écho dans notre expérience personnelle : peut-être la scène fictive nous rappelle-t-elle un épisode de notre passé, ou nous incite-t-elle à imaginer quel effet cela nous ferait si cela nous arrivait. Une autre explication possible est le relâchement de notre vigilance critique. Lorsque nous absorbons notre attention dans quelque chose, travail ou roman, nous avons tendance à oublier le reste du monde, et nos capacités critiques se relâchent du même coup. L'objet qui captive notre attention nous apparaît, par défaut, comme vrai, important et nous concernant, même si, en réalité, c'est un travail de routine facultatif, ou une fiction. Dans cet état de vigilance critique relâchée, des personnages fictifs peuvent faire figure d'amis ou d'ennemis pour nous. Cela fait partie de ce qu'on appelle, dans un langage littéraire, la « suspension de l'incrédulité ». Ainsi sont désactivés, partiellement ou totalement, trois filtres de l'émotion, qui sont le jugement de vraisemblance, le jugement d'importance et le jugement d'implication personnelle. Il nous suffit alors, pour être émus, de voir dans l'évocation fictive une certaine situation que nous interpréterons de façon propre à provoquer une émotion.

Quatre états de vigilance critique relâchée, avec leur impact émotionnel

La surprise	Brièvement, notre attention se focalise sur son objet central, aux dépens du reste. Les motifs possibles de doute ou de pondération sont oubliés. L'objet central de notre attention peut, par exemple, nous effrayer ou nous réjouir intensément. L'expérience restera fortement gravée dans notre mémoire.
L'état d'ivresse	Notre subjectivité perd en qualité, avec une baisse générale de nos facultés. Une chose qui nous affectait émotionnellement quand nous étions sobres peut éventuellement être oubliée et cesser de nous affecter. Ou bien, au contraire, cette chose peut devenir le centre de nos préoccupations étroites, et nous affecter avec une force multipliée. D'où, souvent, les crises de larmes extraordinaires de ceux qui s'efforcent de noyer leur chagrin dans l'alcool.

...../...

Le rêve	Des capacités vivaces de mise en scène imaginaire entrent en activité pendant notre sommeil, et nous montrent des situations pour partie aléatoires, pour partie inspirées de nos souhaits et soucis intuitifs. Notre degré de vigilance critique est trop faible pour que nous puissions douter du contenu du rêve, ou remettre en question son importance. Lorsque notre interprétation intuitive des situations rêvées devient propre à provoquer une émotion, nous pouvons éventuellement être si intensément émus que nous nous réveillons. Grâce à son caractère partiellement aléatoire, le rêve peut même être une opportunité d'éprouver des émotions inconnues de nous dans notre état de veille habituel.
L'enfance	Les capacités de représentation mentale et la vigilance critique des enfants ne sont pas encore pleinement développées et éduquées. Les enfants conçoivent relativement peu de choses à la fois, et sont crédules ; leurs émotions sont donc moins filtrées, et peuvent être éprouvées avec une force spectaculaire, en fonction de ce qui occupe leur esprit sur le moment.

À la source des émotions

L'origine consciente ou intuitive des émotions

Les premières théories cognitives des émotions ont accordé beaucoup d'importance à notre appréciation consciente des situations. Aujourd'hui, Klaus Scherer et d'autres psychologues considèrent que nos émotions sont provoquées par toutes nos appréciations subjectives, y compris intuitives et non verbales, et pas seulement par notre pensée consciente et verbale. À tout moment, nos appréciations intuitives forment une sorte de toile de fond ou d'arrière-plan de notre subjectivité. Par exemple, en ce moment même, l'attention du lecteur est en grande partie occupée par sa lecture, et pourtant, il continue de savoir intuitivement à peu près qui il est, où il est, d'où il vient, ce qui l'attend, et l'état du monde. Toutes ces représentations intuitives d'arrière-plan peuvent provoquer des

© Groupe Eyrolles

émotions, et même des émotions durables ou récurrentes, généralement appelées « humeurs ». Nos représentations intuitives d'arrière-plan peuvent être modifiées par un travail conscient d'intelligence des situations : nos appréciations conscientes tendent à devenir intuitives et machinales à l'usage, comme n'importe quel savoir ou savoir-faire.

La durée des émotions

Certains auteurs croient que les émotions sont obligatoirement brèves, parce qu'ils généralisent abusivement à partir du cas du « stress », qui est un branle-bas de combat de l'organisme, trop coûteux pour être prolongé. Pourtant, rien ne dit que toutes les émotions soient aussi coûteuses pour l'organisme que le stress. Quelques émotions sont obligatoirement brèves, comme la surprise, mais elles ne sont pas forcément représentatives non plus du cas général. Une émotion provoquée par un motif ponctuel tend à perdre graduellement en intensité, parce que son motif nous paraît de moins en moins important, appartenant au passé ; mais certaines émotions peuvent avoir un motif permanent, qui reste toujours d'actualité pour nous, sans perdre son poids. Ainsi, nous pouvons supposer que nos émotions sont indifféremment brèves ou durables, selon que les représentations mentales qui les provoquent persistent plus ou moins longtemps dans notre subjectivité. Les représentations intuitives d'arrière-plan sont particulièrement propres à provoquer des émotions durables. Il n'existe aucune différence essentielle entre les émotions et les humeurs : les humeurs sont seulement des émotions qui durent longtemps.

La logique propre des émotions

Même aujourd'hui, les théories cognitives des émotions accordent beaucoup d'importance au caractère rationnel de notre appréciation des situations, conformément au sens commun : par exemple, « telle chose sert mes buts, et telle autre les contrarie ». Or, les conditions naturelles de déclenchement de nos émotions ont été instituées par une sélection naturelle très ancienne, et non par notre bon sens moderne. Dans le cas de nos émotions les mieux connues, comme celles de la liste de Richard Lazarus donnée dans l'introduction, les appréciations qui les provoquent sont reconnues et approuvées par notre bon sens : par exemple, l'offense perçue qui provoque la colère. Et pourtant, si nous comprenons mal une partie de nos émotions, c'est peut-être justement parce que les interprétations qui les provoquent obéissent à une logique étrange ou paradoxale, choisie par la nature au seul motif que cela donnait de bons résultats pratiques. Même une émotion aussi courante que le rire est très mal comprise, et défie le sens commun. Quant à ce qui gouverne notre jugement esthétique, c'est un casse-tête. Les émotions gratifiantes évoquées au chapitre 3 sont également déroutantes. Nos émotions peuvent avoir des conditions de déclenchement étonnantes, et d'obscures raisons d'être ; cela peut simplement vouloir dire que le sens commun est insuffisant pour les comprendre, et que des recherches beaucoup plus poussées sont nécessaires. Peu importe à la nature que notre propre nature nous soit facilement compréhensible !

Lumières sur le vécu émotionnel quotidien

Un souvenir peut-il être chargé d'émotions ?

Non, c'est seulement une façon de parler. L'émotion n'est pas contenue dans le souvenir à la façon d'un liquide contenu dans une bouteille. Quand le souvenir revient à l'esprit, l'émotion est produite sur le moment, en fonction de la situation représentée dans le souvenir.

Une émotion peut-elle en chasser une autre ?

Non, c'est une apparence. Si une interprétation subjective en remplace une autre, alors l'émotion provoquée par la nouvelle interprétation remplace l'émotion provoquée par la première.

Imaginons que nous soyons une souris découvrant un bout de fromage. Nous nous réjouissons. Nous comprenons ensuite que le bout de fromage est installé sur un piège à souris. Notre joie cesse, et nous prenons peur. Ce n'est pas la peur qui a chassé la joie : c'est plutôt l'idée du piège qui a chassé l'idée de la récompense, et l'émotion a changé en conséquence.

Penser et éprouver des émotions, est-ce incompatible ?

Non, c'est compatible. Certaines de nos pensées conscientes sont propres à provoquer des émotions, et d'autres non. De même, certaines de nos intuitions sont à même de provoquer des émotions, et d'autres non. Parfois, notre pensée consciente nous distrait d'une intuition que nous avions quelques instants auparavant, et qui nous procurait une émotion ; cela peut nous laisser croire que notre pensée a chassé notre émotion. Parfois, au contraire, notre pensée confirme et renforce une intuition qui nous procurait une émotion ; cela peut nous laisser croire que notre pensée a fait redoubler notre émotion[1]. Certes, notre vigilance critique filtre une partie de nos émotions, mais ce n'est pas la même chose que la pensée.

Pouvons-nous éprouver plusieurs émotions à la fois ?

Oui, du moment que les appréciations subjectives qui provoquent ces diverses émotions sont compatibles entre elles. Nous pouvons même être à la fois tristes et joyeux, du moment que c'est pour deux motifs différents qui ne s'excluent pas l'un l'autre. En faisant la somme de toutes nos représentations mentales conscientes et intuitives à un moment donné, cela fait beaucoup d'interprétations simultanées, capables de provoquer

---

1. *Cf.* la définition de l'allégresse donnée par le philosophe André Comte-Sponville dans son *Dictionnaire philosophique*, PUF, 2001 : « une joie redoublée par ses signes ou par la conscience qu'on en prend ».

beaucoup d'émotions à la fois. Nous pouvons avoir des difficultés à nous apercevoir de cette possibilité d'émotions multiples simultanées, si notre vécu émotionnel est pauvre et rare.

Nos émotions peuvent-elles nous marquer et se cumuler à la longue, jusqu'à devenir envahissantes ?

Oui, sans que ce soit une nécessité. Au fur et à mesure que nous prenons de l'âge, notre répertoire de souvenirs augmente, nous donnant d'autant plus d'opportunités d'éprouver des émotions. S'agissant d'envahissement, ce qui compte est peut-être surtout notre façon d'interpréter une série d'événements. Si nous avons subi plusieurs pertes d'affilée, nous pourrons prendre cela comme un simple hasard sans signification particulière, ou comme une sorte de malédiction personnelle, ou comme le signe que le monde est mauvais. Selon les cas, l'évolution de notre humeur générale sera différente.

Les émotions ne sont-elles pas contagieuses ?

Non, voir, dans le chapitre 1, la section sur les idées psychosociales. Les signes d'émotion d'autrui contribuent seulement à nous renseigner sur une situation. Quand nous comprenons intuitivement cette situation, cela peut nous affecter émotionnellement, mais pas forcément à l'identique, et cela peut aussi nous laisser indifférents. Dans quelques cas seulement, nous serons affectés à peu près à l'identique, parce que nous sommes concernés par la situation à peu près au même titre que l'autre : panique générale, sympathie pour un ami en détresse.

N'est-il pas gênant que nos émotions dépendent d'une subjectivité capricieuse ?

C'est compréhensible de vouloir trouver une source de sagesse objective quelque part, mais c'est vain. Ni la « raison », ni la « sagesse du corps », ni les rêves et les contes de fées, ni l'exemple de la nature sauvage, ni les bibliothèques universitaires ne contiennent de réponses sûres aux questions que nous nous posons. Même sujette à errements, notre subjectivité est encore la moins mauvaise source d'information possible pour alimenter nos émotions. C'est à nous de nous débrouiller avec cela. Certes, notre subjectivité est désormais influencée aussi par une foule de préjugés culturels inventés, qui n'existaient pas à l'époque de l'apparition biologique des émotions ; cela ne nous facilite pas la vie émotionnellement.

Les émotions ne troublent-elles pas notre jugement ?

C'est une question difficile. Nous entendons souvent dire qu'une personne a été dominée par la peur ou par la colère, ou qu'elle a perdu la tête sous l'effet de l'euphorie. Dans une partie des cas, le jugement était déjà mauvais au départ, et c'est commode de rejeter la faute sur l'émotion : c'est plus aimable que de laisser entendre que la personne manque d'intelligence, de savoir ou d'expérience. Dans quelques autres cas, ce trouble apparent du jugement peut être dû à une surprise mêlée à l'émotion, la personne étant sidérée par la soudaineté ou la nouveauté de la situation. Dans les autres cas, il se produit peut-être un phénomène plus discret, ni vraiment rationnel, ni vraiment émotionnel, de confiscation de notre attention, avec relâchement de notre vigilance critique. Nous pourrions décrire cela ainsi : « plus une chose nous paraît importante sur le moment, et plus nous oublions le reste ; plus nous oublions le reste, et plus la chose qui est au centre de notre attention nous paraît importante ; donc nous oublions encore davantage le reste, et ainsi de suite ». Quand notre attention est ainsi focalisée sur quelque chose, les filtres de notre vigilance critique disparaissent, et la situation devient alors pour nous l'occasion d'éprouver des émotions intenses. Plus tard, avec le recul, d'autres considérations que nous avions oubliées sur le moment nous reviendront en mémoire, et nous regretterons peut-être la conduite que nous avons eue. Nous dirons que l'émotion a troublé notre jugement, alors que c'est plutôt, au contraire, l'absorption étroite de notre attention qui a permis l'émotion intense. Quand notre attention est ainsi étroitement ferrée, il peut être bon de la rediriger. Cela peut nécessiter un certain entraînement ou l'intervention d'autrui. Nous pouvons par exemple changer de sujet, nous distraire en nous absorbant dans l'exécution d'une tâche, ou nous rafraîchir la mémoire sur des points importants grâce à des aide-mémoire ; cela aura un impact sur notre état émotionnel.

Agir sur les émotions

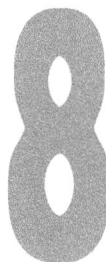

8

Le travail émotionnel par l'intelligence des situations consiste à améliorer notre appréciation subjective des situations de notre vie, pour en retirer des bienfaits émotionnels. Cela peut se faire avec un manuel, en tête-à-tête avec un professionnel, ou en groupe. Les professionnels disposent déjà de nombreuses méthodes de travail, qui passent soit par la parole explicite (« recadrage »), soit par l'image et la mise en scène (« travail métaphorique »). Les exercices de la troisième partie de ce livre ont été soigneusement sélectionnés parmi ces méthodes, avec une part d'innovation. Quatre outils particulièrement intéressants de travail émotionnel sont présentés ci-dessous.

Le décentrage

Nous décentrer, c'est mettre temporairement de côté notre point de vue personnel : nous nous mettons à la place de quelqu'un d'autre, ou bien nous réfléchissons à une situation impliquant d'autres personnes que nous. Les leçons que nous tirons de cet angle de vue différent nous aident à mieux répondre aux situations à forts enjeux émotionnels qui nous sollicitent. Dans les chapitres qui suivent, vous serez ainsi invité à réfléchir à de petites scènes ayant plusieurs suites possibles.

Tout particulièrement, certaines de nos émotions appellent une réponse de la part d'autrui. Si nous craignons qu'autrui ne sache pas répondre à notre émotion, par exemple à nos larmes, nous aurons tendance à être désemparés en éprouvant cette émotion. Le premier travail à faire pour sortir de cette confusion est de nous « décentrer », en nous mettant dans le rôle complémentaire, à sa place : comment réagirions-nous à de telles larmes ? Une fois que nous détenons une bonne réponse à cette question, ce qui peut nécessiter quelques recherches, la situation nous apparaît globalement comme beaucoup moins stressante, plus maîtrisable.

Le recentrage

Nous recentrer, c'est revenir plus étroitement à notre point de vue personnel, quand les choses sont trop compliquées et dispersent notre attention. Un minimum vital de quatre questions simples permet de le faire :

Que veux-je ? Que puis-je ? Que dois-je ? Que sais-je ?[1]

Une réponse libre à ces questions, selon l'inspiration du moment, est souvent ce qu'il y a de mieux. Si nous avons davantage de temps, ces questions peuvent être approfondies :

• « Que veux-je ? » suppose un choix parmi ce que nous voudrions ;

• « Que puis-je ? » s'inscrit dans la gestion de notre budget de ressources ;

---

1. Dans une situation sociale difficile, ce mini-questionnaire peut aussi servir à se mettre à la place d'autrui : Que veut-il ? Que peut-il ? Que doit-il ? Que sait-il ? Cela relève alors du « décentrage ».

- « Que dois-je ? » dépend de nos engagements, dont nous pouvons peut-être nous dégager, mais généralement pas tout de suite ;
- « Que sais-je ? » nous fait considérer les malentendus possibles et nos besoins de conseil.

La *check-list* des cinq piliers de l'émotion

C'est un outil pour réexaminer les situations, qui couvre les cinq conditions d'émotion évoquées au chapitre précédent. Dans la suite du livre, nous reprendrons et affinerons cette *check-list* pour chaque émotion pénible.

1. **Notre conscience plus ou moins complète de la situation** : qui, quoi, où, quand, comment, pourquoi, combien...

2. **Notre degré d'implication personnelle dans la situation.** « Est-ce mon affaire ? Telle chose m'appartient-elle ? Que représente cette personne pour moi ? » Il est bon de répondre avec beaucoup d'attention et de sincérité à ce genre de questions. En effet, diverses convenances et craintes superstitieuses nous forcent la main pour nous impliquer dans ceci, ou pour nous empêcher de disposer à notre gré de cela.

3. **Notre façon d'interpréter la situation,** selon ce que nous mettons en avant ou laissons de côté dans notre description de la situation. Différentes interprétations peuvent provoquer des émotions différentes.

4. **L'importance que nous accordons à la situation** : c'est un facteur de l'intensité de l'émotion. Replacer la situation dans un contexte plus large peut nous faire reconsidérer l'importance que nous lui accordons.

5. **La vraisemblance des interprétations** : c'est également un facteur de l'intensité de l'émotion. Il nous arrive de croire machinalement à des choses qui, après réexamen, nous paraissent invraisemblables ou improbables.

Le questionnaire 5 SEC

C'est un questionnaire complémentaire, qui concerne surtout le troisième « pilier de l'émotion » ci-dessus. Il valide notre interprétation d'une situation d'émotion, et peut éventuellement nous la faire reconsidérer[1].

• La situation est-elle nouvelle ? (Soudaine, peu familière, imprévue ?)

• Est-elle plaisante ou déplaisante ? (À quel degré ?)

• Sert-elle nos buts et besoins ? (Y a-t-il urgence ? Qu'est-ce qui nous aide ? Qu'est-ce qui nous contrarie ? Exprès ou non ? Efficacement ou non ? En temps utile ou non ?)

• La maîtrisons-nous ? (Pouvons-nous agir sur ses causes, mobiliser de l'aide, nous adapter ?)

• Est-elle en accord avec les normes de notre groupe et nos propres convictions ?

---

1. Ce questionnaire de type « coaching » est inspiré d'un questionnaire d'enquête développé par le groupe de recherche sur les émotions de l'université de Genève. Les cinq questions correspondent aux cinq « stimulus evaluation checks » d'un modèle élaboré par Klaus Scherer en 2001.

TROISIÈME PARTIE

Gérer les émotions pénibles une par une

Explorons maintenant les principales émotions pénibles : colère, tristesse, honte et peur, avec leurs variantes et quelques phénomènes émotionnels apparentés. En alternant les exercices de gestion de ces émotions avec des exposés spécifiques, nous apprendrons à les apprivoiser. La plupart des exercices font appel à la réflexion, avec une partie guidée et une partie créative, pour mieux comprendre et maîtriser les situations où nous éprouvons ces émotions.

La colère apprivoisée

9

Se familiariser avec la colère

La colère, telle que nous l'imaginons le plus souvent, est la colère chaude ou sanguine : on devient écarlate, on montre les dents, on crie, on agite les bras, on serre les poings. Il existe pourtant d'autres colères, notamment une colère froide ou nerveuse : on montre le blanc des yeux (« on fait les gros yeux »), on pâlit, on crispe les coins de la bouche, on pointe le doigt, et on parle d'une voix intense et monocorde. Proposons quelques distinctions :

Nuances d'émotion ou de vocabulaire	Précisions de nature, de cause ou de fonction
Colère « chaude », rage	Menace guerrière, tendant à provoquer la peur.
Colère « froide », indignation	Accusation policière, tendant à provoquer la honte.

.../...

Nuances d'émotion ou de vocabulaire	Précisions de nature, de cause ou de fonction
Aigreur, ressentiment	Tendance au procès, menace voilée de vengeance ou de représailles, avec enjeux embrouillés et persistants.
Irritation, mauvaise humeur, impatience	L'une des colères ci-dessus, de faible intensité ou durable.
Haine	L'une des colères ci-dessus, avec souhait de malheur.
Mépris (*)	Inverse de l'estime ; peut-être l'annonce d'une séparation ou d'une abstention d'association.
Antipathie (*)	Inverse de la sympathie ; perception d'un conflit, qui fait que les sentiments de l'un engendrent des sentiments opposés chez l'autre.
Jalousie, envie (*)	Perception d'une inégalité de possession, qui peut encourager une préparation au conflit : attaque ou défense.

(*) Ces phénomènes émotionnels, souvent accompagnés de colère, sont distincts d'elle, et seront commentés séparément dans ce chapitre.

Les expériences de colère sont le plus souvent désagréables. Des études ont été faites sur les rapports entre un comportement coléreux et les risques de santé, notamment cardiovasculaires. Sur ce point, nous sommes pris entre deux feux : d'un côté, nous entendons dire qu'il est plus sain d'exprimer notre colère que de la réprimer ; et, d'un autre côté, nous entendons dire qu'il est encore plus sain de ne pas nous mettre en colère du tout. Pour résoudre la contradiction, nous pouvons distinguer entre le court et le long terme : à brève échéance, il s'agit de laisser notre colère s'exprimer au moins en partie ; et, à un horizon plus lointain, il s'agit de travailler sur notre intelligence des situations stressantes, de façon à nous mettre en colère moins souvent. La colère est également désignée comme une cause de violences. Nous pouvons toutefois nous demander si la colère elle-même constitue le problème, ou si c'est, en amont de cela, certaines habitudes de jugement qui mènent à la fois à la colère et aux brutalités. Toujours est-il que, souvent, c'est la colère d'autrui qui constitue un trouble pour nous, plutôt que notre propre colère. Pousser autrui à changer est rarement efficace[1], mais nous pouvons au moins apprendre à mieux répondre à la colère d'autrui.

En société, nous manquons souvent des moyens et du temps qu'il faudrait pour résoudre nos conflits en expliquant tout clairement et complètement. En outre, même avec les meilleures explications, nous pouvons finalement nous trouver confrontés à des inconnues et à des incompatibilités qui empêchent l'accord. Aussi, notre colère peut être une façon tout à fait économique et appropriée d'annoncer directement notre position et nos intentions, sur la base de notre jugement intuitif d'une situation. Notre colère pourra être perçue intuitivement par les autres comme plus ou moins judicieuse, et, dans certains cas, pourra même nous valoir l'estime d'autrui. Cette affirmation est à nuancer en fonction du contexte : par exemple, en politique, les représentants de certains partis contestataires sont, en quelque sorte, des colériques professionnels, qui doivent manifester une aigreur revendicative pour exister politiquement ; tandis que, dans les partis centristes, une certaine allergie à la colère peut s'installer, le moindre mot plus haut que l'autre étant pris comme une perte de sang-froid, un manque de maîtrise de soi et un manque de modération inacceptables.

---

1. La thérapie cognitivo-comportementale de la colère donne de bons résultats sur les personnes spontanément volontaires, mais échoue souvent quand elle est prescrite et suivie à contrecœur. Une telle prescription fait parfois suite aux violences conjugales.

La colère est, avec la honte, l'une des émotions les plus sensibles éthiquement. Pour les personnes soucieuses de concorde universelle, le contrôle de la colère est un thème privilégié de travail émotionnel. Toutefois, tout le monde ne croit pas à cette possibilité de concorde, et beaucoup reconnaissent au moins le bien-fondé de la légitime défense, qui peut s'accompagner de colère. D'autres considèrent la colère comme un sentiment personnel authentique demandant à être réhabilité[1], et qui peut être juste, s'il est dirigé contre une imposture ou une oppression.

Réponses multiples à la colère

Il s'agit de nous « décentrer », de nous mettre dans la peau d'autres personnes, pour mieux comprendre notre colère et agir sur elle. Pour chaque situation présentée, lisez les deux scénarios possibles, et imaginez-en un troisième. Interrogez-vous ensuite sur la meilleure réaction à adopter parmi les trois. En cas de doute, parlez-en avec quelqu'un.

1. Une personne est au volant d'une voiture, coincée dans un embouteillage, en retard à un rendez-vous professionnel important.

- Elle peste contre les autres automobilistes, qui mettent du temps à redémarrer quand ils ont l'occasion d'avancer. Elle finit par s'agiter et injurier à tout va, toute seule dans sa voiture.

- Elle respire lentement, et se dit que les embouteillages sont des choses qui arrivent. Elle appelle sur son portable pour prévenir de son retard.

- ....
....

---

1. Voir par exemple quelques personnages de bande dessinée d'inspiration libertaire, seconds rôles à la fois coléreux et sympathiques : le capitaine Haddock, Donald le canard, Hercule le chat.

2. Lors d'un grand déjeuner de famille, un enfant turbulent gêne la conversation des adultes. Son père lui adresse un premier avertissement, en vain. Quelques minutes plus tard, rouge de colère, il lui donne une forte gifle qui le fait presque tomber de sa chaise, et le fait fondre en larmes.

- La grand-mère pâlit et quitte la table, en disant sévèrement que ce n'est pas une façon de traiter les enfants.

- Les convives embarrassés laissent les parents gérer la situation. La mère emmène l'enfant pour le consoler. Un cousin dit prudemment au père qu'il y est peut-être allé un peu fort.

- ....

....

3. Un directeur commercial veut faire construire un dépôt à l'étranger, pour approvisionner un marché d'exportation. C'est un projet qui lui tient à cœur. Le directeur administratif et financier (DAF) de l'entreprise s'y oppose, pour des motifs d'audit et de contrôle, en laissant entendre à demi-mot que le directeur commercial conduit ce projet de façon imprudente.

- Le directeur commercial se dit que le DAF et lui sont collègues, et qu'il aura peut-être besoin de lui plus tard, d'autant plus que l'un et l'autre peuvent toujours changer de poste dans l'entreprise. Il s'efforce d'obtenir un entretien d'explication avec lui hors du bureau.

- Le directeur commercial appelle à son secours la direction générale, avec un discours passionné sur le thème : « nous sommes paralysés, l'entreprise va finir par mettre la clé sous la porte, ça suffit la bureaucratie. »

- ....

....

4. Lors d'un dîner au restaurant entre amis, en fin de repas, plusieurs d'entre eux s'accordent pour dire qu'une récente décision

du gouvernement est scandaleuse, et en parlent longuement. Un autre n'est pas d'accord, mais n'a pas envie d'en débattre, et s'irrite de ce qu'il entend : pour lui, ce sont des opinions sottes, contraires à l'intérêt national.

- Il attend en silence jusqu'à s'ennuyer, et prend le prétexte d'une fatigue pour partir plus tôt, en se disant que ses amis ont des idées bien décevantes.
- Il demande aux autres, avec un peu d'humeur dans la voix, si la discussion va durer longtemps, vu qu'elle ne lui plaît pas.
- ....
....

Histoire naturelle de la colère

Depuis les simples collisions d'astéroïdes dans l'espace jusqu'à nos désaccords complexes sur des questions d'éthique, le monde est plein de conflits et d'oppositions. Certaines de ces oppositions sont des occasions de colère. Toutefois, nous avons parfois tendance à croire que, en nous y mettant tous ensemble, et avec de la bonne volonté, tous les conflits pourraient être réglés paisiblement, rendant la colère inutile. Est-ce réaliste ? Passer en revue les formes prises par le conflit dans le monde nous permettra de retracer l'histoire naturelle de l'apparition de la colère, et de nous faire une opinion plus fondée sur son actualité.

Les degrés évolutifs de conflit

Voici une liste de situations d'opposition ou de conflit, allant des plus élémentaires aux plus évoluées, par degrés. Vous pouvez prendre cette liste comme une simple liste d'exemples, ou comme une occasion de réfléchir à certaines situations en vous faisant une opinion : quels sont les enjeux ? Le conflit est-il évitable ? Peut-on dire qui a raison ? De qui cette situation pourrait-elle provoquer la colère ?

Degré 1 : simple adversité

• Un alpiniste s'efforce, avec difficulté, d'escalader une montagne jusqu'à son sommet.

• Une population reconstruit des bâtiments après une catastrophe naturelle.

Degré 2 : simple concurrence, course

• Des végétaux, en poussant, tendent à accaparer la lumière et à faire de l'ombre aux plantes voisines. Certaines plantes se contentent d'une lumière tamisée dans le sous-bois.

• Quelqu'un doit choisir entre deux projets concurrents qui réclament son temps, son attention et ses ressources.

• Un voilier se trouve en travers du chemin d'un paquebot.

• Une petite tribu débarque en pirogue sur une île déserte verdoyante, pour s'y installer. Les ressources sont limitées, puisque c'est une île ; elles sont pourtant abondantes, par rapport au faible nombre des arrivants. Quelques générations plus tard, la population de l'île a augmenté, et les ressources deviennent rares, relativement à la population. La pénurie s'installe.

• Une entreprise améliore son produit et augmente ses ventes, au détriment des autres entreprises présentes sur ce marché. Peu de temps après, son nouveau procédé de fabrication lui attire un boycott de la part d'associations de consommateurs, à la grande joie de ses concurrents.

• Un couple vit en bonne entente depuis des années. L'un des membres du couple tombe amoureux d'une autre personne, qui le lui rend bien. Ni le *statu quo*, ni la rupture, ni le ménage à trois ne semblent pouvoir satisfaire tout le monde.

• Une entreprise a l'opportunité de sous-traiter une partie de ses activités à moindre coût dans un pays moins développé, dont les travailleurs sont désormais capables d'assurer de telles prestations. Cela se fait au détriment de l'emploi des travailleurs du pays d'origine de l'entreprise.

Degré 3 : combat, guerre

• Dans une course à pied, un concurrent donne discrètement un coup de coude à son voisin pour le déséquilibrer.

- Une plante diffuse un poison dans le sol, qui tend à tuer les végétaux d'autres espèces à proximité.
- À l'automne, les cerfs s'affrontent pour la possession des femelles en luttant avec leurs bois.
- Deux pays voisins se font la guerre pour une querelle de frontière.

Degré 4 : prédation, parasitisme, exploitation
- Une chèvre broute de l'herbe et des chardons.
- Des lionnes encerclent discrètement un petit groupe d'antilopes qui broutent, et s'efforcent de s'en approcher suffisamment pour bondir par surprise.
- Des hommes élèvent du bétail pour sa viande, son lait et ses peaux.
- Des agents pathogènes microscopiques perturbent la santé des organismes où ils vivent.
- Dans un pays agité de conflits, des bandes armées rançonnent les fermes pour s'approvisionner, et enlèvent parfois des villageois pour les mettre en servitude ; il y a aussi des viols.
- Un cambrioleur dérobe nuitamment les clés d'une voiture dans une maison, et part avec la voiture.
- Un entrepreneur emploie de préférence les ouvriers dont les besoins sont plus pressants et acceptent le plus faible salaire.
- Un artiste réussit à obtenir un logement et des subventions pour une recherche esthétique qui n'intéresse quasiment personne.

Degré 5 : intimidation, manœuvres diplomatiques
- Deux fauves se disputent un territoire de chasse, à grand renfort de rugissements et d'exhibitions de dents et griffes. L'un d'eux finit par s'enfuir sans combattre.
- Lors d'une conférence internationale, les négociations tiennent compte de la puissance économique et militaire des pays représentés.
- Le chef d'une petite entreprise dirige ses employés à coups de hurlements.
- Chez le notaire, lors de l'achat d'un appartement, apparaît une difficulté imprévue et compliquée. L'acheteur parle d'une voix tendue, et semble sur le point de perdre son sang-froid ; le notaire et le vendeur deviennent soudain plus conciliants.

Degré 6 : conflits de police, réglementation

- Une mère fronce les sourcils, et son enfant qui se conduisait mal corrige son attitude.

- Une maîtresse de maison, attachée à un certain savoir-vivre, cesse d'inviter chez elle une personne qui lui paraît manquer de bonnes manières et de tact.

- Des policiers arrêtent et interrogent les membres d'un réseau présumé de malfaiteurs, et fouillent leurs domiciles et leurs ordinateurs.

- Des parlementaires de factions opposées débattent d'un nouveau projet de loi.

- Des avocats plaident devant le juge pour savoir si la conduite reprochée à l'accusé tombe sous le coup de la loi ou non.

Degré 7 : conflit social, discorde

- Lors d'une manifestation, les dirigeants politiques sont accusés d'être des profiteurs qui devraient plutôt être au service du public.

- Des sociologues dénoncent une inégalité des chances : malgré l'école pour tous, les enfants issus de familles cultivées ont davantage de chances de réussite que ceux issus de milieux défavorisés.

- Au café du quartier, il y a une dispute sur le déficit de la Sécurité sociale et le droit à la santé.

- Une employée interroge son chef sur le plan de restructuration en cours dans l'entreprise. Celui-ci lui répond qu'il ne lui doit aucune explication, et qu'elle n'a qu'à s'adresser aux représentants du personnel, qui ont été informés lors de la réunion du comité d'entreprise.

- Dans un débat télévisé, un participant aux idées conservatrices s'entend systématiquement accuser par ses interlocuteurs de parler par intérêt personnel.

Degré 8 : conflit moral, ultrasolution (croisade pour éradiquer les problèmes, tentative de super-police)

- Une jeune personne, ayant souffert de critiques, refuse désormais en bloc toute étiquette et tout jugement, s'irritant même quand elle reçoit des compliments.

- Un consultant travaillant dans les entreprises saisit toute occasion de fustiger le harcèlement, la discrimination, la manipulation et la « perversité » qui créent des souffrances au travail.

- Des Européens, inquiets des répercussions mondiales de conflits persistants et compliqués au Moyen-Orient, en arrivent à haïr sans distinction les peuples concernés.

- Des savants signent une pétition pour arrêter « la folie des guerres », et réclament un assainissement de la politique : une gestion collective rationnelle et concertée.

Au cours de l'évolution des espèces, la colère a dû apparaître d'abord en tant que simple tendance comportementale à l'agression, polyvalente et adaptable, pouvant se diriger par apprentissage contre des adversaires différents dans des environnements différents. Cette colère originelle est muette, sans communication. Elle correspond au « degré 3 » de la liste qui précède : combat, guerre.

La colère chaude ou sanguine a dû apparaître ensuite : cette colère-là est exprimée, avec un retardement de l'agression. Elle correspond au « degré 5 » de la liste qui précède : intimidation, manœuvres diplomatiques. D'un côté, un certain effet de surprise est perdu, par rapport à une colère muette qui attaque tout de suite. D'un autre côté, retarder l'agression offre l'opportunité de sortir indemne de l'affrontement : même le gagnant d'un combat réel pourrait être blessé au passage, et a donc intérêt à faire fuir son adversaire sans combat. Toutefois, en pratique, une partie seulement des combats réels sont ainsi évités par un combat virtuel : sinon, ce serait trop à l'avantage des bluffeurs, et les capacités de combat réel dégénéreraient par manque d'utilisation.

La colère froide ou nerveuse a dû apparaître en dernier lieu, dans des environnements sociaux plus stables. Elle semble viser surtout à faire respecter des normes, à la façon d'une police, de façon plus légère que la colère chaude, qui peut néanmoins elle aussi remplir cette fonction. Elle correspond au « degré 6 » de la liste qui précède : conflits de police, réglementation. La colère froide est, en soi, peu impressionnante, sauf peut-être en tant que menace de privation de quelque chose. Pour que la colère froide puisse faire son effet, il faut probablement que soit imprimée en nous une sorte de réceptivité superstitieuse à ses signes : il est étonnant que nous sursautions et soyons embarrassés rien qu'en voyant quelqu'un nous « faire les gros yeux ».

Dans les conflits sociaux et moraux plus complexes (« degré 7 » et « degré 8 » de la liste qui précède), la colère peut se trouver réprimée et mélangée, méritant parfois les noms d'aigreur et de haine.

Un sujet à éclaircir : la prédation

D'un côté, nous dépeignons souvent la prédation sous les couleurs les plus cruelles, comme dans la fable *Le Loup et l'agneau* de Jean de la Fontaine. Un comportement prédateur entre humains fait même souvent figure de mal essentiel, et nous appelons « prédation » un pillage de ressources non renouvelables. D'un autre côté, nous camouflons parfois la dimension conflictuelle de la prédation, en l'intégrant dans une prétendue régulation écologique, comme dans le dessin animé *Le Roi lion* de Walt Disney, où le père lion explique à son fils que, certes, les lions mangent les antilopes, mais que, à leur mort, les lions nourrissent l'herbe qui nourrit les antilopes, donc tout va bien. Comme si l'herbe n'était pas vivante et ne faisait pas, elle-même, l'objet d'une prédation ! Elle existait avant les antilopes et les lions, et n'a pas besoin d'eux. Déjà, certaines sociétés humaines antiques semblent avoir eu des difficultés à assumer les origines prédatrices de notre espèce : valorisation du végétarisme, marchandage avec les divinités à propos des aliments permis et interdits, encadrement de l'abattage par des rites sacrificiels.

Les émotions du conflit

La colère est, par excellence, l'émotion du conflit. Le conflit est également l'occasion d'émotions autres que la colère : lorsque nous voyons une situation de conflit sous un autre angle, notre colère peut éventuellement céder la place à une autre émotion. Dans le schéma ci-dessous, les notions suivantes seront considérées comme à peu près équivalentes : gagner ou perdre le conflit, réussir ou échouer, avoir un résultat positif ou négatif.

Le modèle émotionnel de base du conflit

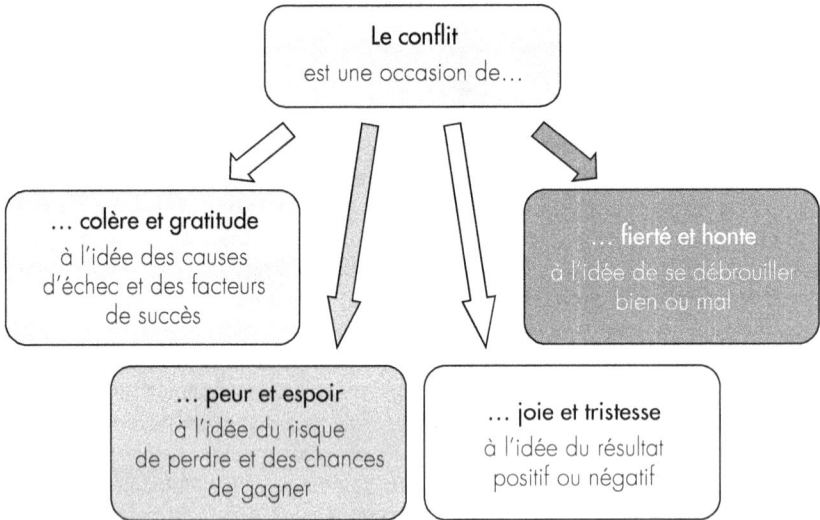

Le conflit
est une occasion de...

... colère et gratitude
à l'idée des causes
d'échec et des facteurs
de succès

... fierté et honte
à l'idée de se débrouiller
bien ou mal

... peur et espoir
à l'idée du risque
de perdre et des chances
de gagner

... joie et tristesse
à l'idée du résultat
positif ou négatif

Toute cause potentielle d'échec, tout opposant dans un conflit, est un objet de colère potentiel. Parfois, nous choisissons la cible de notre colère sur la base d'observations factuelles indéniables. Parfois, le problème vient d'une coïncidence de causes différentes, et il nous est alors difficile de distribuer notre colère de façon sensée entre ces causes, comme dans le film de François Truffaut, *La Mariée était en noir* (1968), où une femme se venge successivement des cinq personnes impliquées dans la mort de son mari.

Des outils pour gérer sa colère

Utiliser les cinq piliers de l'émotion (voir chapitre 8)

Prenons un épisode de colère dans notre expérience personnelle présente ou récente, et reconsidérons-le en nous interrogeant sur cinq conditions majeures d'émotion. Un changement dans l'une de ces conditions peut atténuer ou supprimer l'émotion, ou la remplacer par une autre. Ce questionnement peut aussi confirmer et légitimer l'émotion sans changement, d'où une leçon à tirer pour nous en termes de conduites à tenir.

Conscience de la situation	Certaines colères sont dues à des malentendus qu'il suffit d'éclaircir. Encore faut-il prendre l'habitude de vérifier.
Implication personnelle	Tout ce qui est nôtre n'est pas essentiel, ni immuable. Nous ne sommes pas obligés de prendre personnellement à cœur toute critique, toute attaque.
Interprétation de la situation	La colère peut être une façon commode ou bravache de réagir à une perte ou à un jugement subi, en mettant en avant le côté conflictuel de la situation. Pourtant, c'est parfois plus authentique de faire face au chagrin ou à la honte.
Importance accordée	Nous sommes parfois obnubilés par une contrariété présente. Si nous prenons du recul et reconsidérons nos priorités, l'importance que nous accordons à ce qui se passe sur le moment peut changer.
Vraisemblance de l'interprétation	Nous nous faisons parfois des idées à la légère ; voir notamment, ci-dessous, le réflexe d'accusation des « suspects habituels ».

Ne pas accuser trop vite les « suspects habituels »

Souvent, le problème qui nous contrarie possède une histoire complexe, ou bien notre information est incomplète et incertaine. Plutôt que de passer un temps très long à nous renseigner de façon fiable sur les causes du problème et ses solutions possibles, il arrive que nous nous rabattions sur une liste de « suspects habituels » qui pourraient être fautifs. Dès que nous avons trouvé un argument, même léger, mettant en cause l'un d'eux, il peut faire l'objet de notre colère, ce qui est regrettable[1]. Nos suspects habituels seront typiquement, avec un peu de variabilité individuelle et culturelle, les suivants.

Les suspects habituels

- **Nous-mêmes.** Un suspect idéal, toujours là au mauvais moment. La colère contre soi est souvent injuste, et pourtant souvent productive, source de changements. Elle tend à se confondre avec la honte, dont nous reparlerons au chapitre 11.

- **Le voisin.** Du moment que quelqu'un d'autre est impliqué dans la situation, peu importe qui, cela peut nous laisser supposer que c'est de sa faute.

- **Les choses, l'état des choses, la fatalité.** Les colères contre les choses durent généralement peu de temps : par exemple, nous fracassons l'appareil électrique qui refuse obstinément de se laisser réparer, et c'est fini, car il n'y a plus rien à tirer du coupable. Une façon de « prendre avec philosophie » certains conflits consiste, justement, à les dépersonnaliser : disculper les personnes impliquées, considérer l'offense comme involontaire ou excusable, et rejeter la faute sur la fatalité, comme dans l'exemple de l'embouteillage ci-dessus (« les embouteillages sont des choses qui arrivent »). Toutefois, les courants d'opinion plus activistes dénoncent ce genre de détachement, qu'ils qualifient de défaitiste ou laxiste.

---

1. C'est un exemple de ce qu'on appelle, en sociologie et en économie, la « rationalité limitée ».

- Un dieu créateur, si nous y croyons : potentiellement coupable de tout, au plus haut degré. Par exemple, les expériences de deuil peuvent être une cause d'abandon de la foi religieuse.
- les étrangers et les « différents », les « pas comme tout le monde ». Beaucoup soupçonnés, et aussi beaucoup défendus de nos jours.
- Les « individualistes » et les « communautés ». Individus perçus comme faisant cavalier seul, et sous-groupes perçus comme faisant bande à part.
- L'argent et le pouvoir. Les marchands, les riches, les puissants, les églises, les réseaux d'influence, et aussi la « tyrannie de la majorité », boucs-émissaires de choix dans les cultures évoluées ayant croqué la pomme du conflit social[1].

Si nous détectons en nous-mêmes une tendance à tourner souvent notre colère contre l'un des suspects habituels ci-dessus, cela peut mériter que nous consacrions un certain temps à y réfléchir.

Faire des répétitions

C'est utile surtout à la veille d'une confrontation où nous risquons de nous emporter. Sans répétition, les bonnes idées nous permettant de bien nous exprimer risquent de nous venir plutôt après la rencontre, c'est-à-dire trop tard ! Dans le cadre d'un groupe de travail professionnel ou thérapeutique, il est possible d'organiser une répétition sous forme de jeu de rôles ; toutefois, il est souvent suffisant de discuter de l'événement à venir avec une personne de confiance. Cela peut nous aider à hiérarchiser nos priorités, à éviter quelques pièges, et à trouver des arguments qui nous serviront lors de la confrontation réelle. Dans un contexte professionnel avec des enjeux importants, la répétition peut se faire avec un

---

1. Le summum du raffinement consistant, comme l'intellectuel René Girard dans *Le Bouc émissaire*, Grasset, 1982, à accuser les riches et les puissants de rejeter la faute sur les étrangers et les différents.

coach. Ou bien, nous pouvons répéter seuls, en imaginant la rencontre plusieurs fois, avec des variantes. Pensons à ce que l'autre pourrait faire, ou dire, qui nous mettrait en colère, et répondons-lui comme s'il était là. Tant pis si notre réponse est faite sur le ton du hurlement, puisque c'est une répétition ! Le but de l'exercice est de parvenir à faire valoir notre point de vue suffisamment clairement pour que notre degré d'irritation reste faible. Cela peut nécessiter plusieurs essais, au fur et à mesure que nos idées se mettent en place[1]. Faire valoir notre point de vue clairement, cela ne veut pas forcément dire convaincre notre interlocuteur imaginaire : cela veut dire qu'un témoin imaginaire de la confrontation pourrait nous approuver. Un exercice de répétition voisin consiste à imaginer que nous sommes interviewés, à propos de la confrontation à venir, par notre journaliste ou animateur de télévision préféré.

Savoir marquer nos désaccords avec tact

Nous disposons rarement d'assez de temps et de connaissances pour poursuivre un débat jusqu'au consensus. C'est encore pire en cas de discussion publique : dans toute l'histoire humaine, il n'existe quasiment aucun exemple de personne ayant ouvertement changé d'opinion au cours d'un débat public. Souvent, une bonne constatation de désaccord vaut mieux qu'un dialogue qui s'enlise dans l'impatience, l'aigreur, l'insistance véhémente, les accusations de mauvaise foi et les insultes. Marquer nos désaccords clairement peut nous épargner de nombreuses colères superflues.

Si nous voulons être le plus courtois possible, nous pouvons exprimer l'étonnement, ou formuler notre avis comme une hypothèse : « je m'étonne de ce que vous dites », « il me semble que… », « pour autant que je peux en juger… »

---

1. Il ne s'agit pas de nous défouler : essayer d'évacuer une émotion sans faire évoluer notre compréhension de la situation est inefficace.

Des marques de désaccord franches et massives, telles que : « non », « je ne suis pas d'accord », « je n'y crois pas », « ça ne m'intéresse pas », « je n'aime pas ça » ou « ça ne me paraît pas prioritaire » sont souvent très bien acceptées, pourvu qu'elles sonnent comme des jugements affectifs difficiles à remettre en cause. Nous pouvons les compléter par des commentaires plus positifs comme : « j'aime mieux ceci », « pour moi, c'est telle chose qui passe d'abord… ». Méfions-nous des tentatives de démonstration logique par A plus B, qui relancent les débats indéfiniment.

Nous pouvons refuser la responsabilité de prouver, d'expliquer ou de justifier quelque chose. « Qu'est-ce que vous voulez que je vous dise ? C'est mon impression, c'est tout ! ». Par exemple, certains vendeurs ont l'habitude désagréable de nous demander, sur un ton de reproche, pourquoi nous ne voulons pas acheter leurs produits. La réponse à leur faire est : « Je ne suis pas tenu de me justifier. C'est à vous de me convaincre, et vous ne m'avez pas convaincu. Au revoir ! »

Mentionner les durées et les délais facilite l'acceptation d'un désaccord ou d'un refus, par exemple : « Je crois que nous pourrions discuter là-dessus pendant des heures sans tomber d'accord » ; « Nous devons rendre notre réponse demain, il n'est plus temps de revenir sur ce point » ; « Vous aurez l'occasion de vous expliquer à la réunion de la semaine prochaine. »

Autour de la colère : antipathie, envie et mépris

Préparation

Rassemblez quelques souvenirs, de préférence récents, en notant sur une feuille :

- deux ou trois occasions où vous avez ressenti quelque chose en sens contraire du sentiment d'autrui. Exemple : une irritation

quand quelqu'un que vous n'aimez pas a reçu des compliments et des honneurs ;
- deux ou trois occasions où vous avez méprisé quelque chose, ou quelqu'un, ou un groupe ;
- deux ou trois occasions où vous avez été envieux, ou avez été envié.

L'antipathie

Dans le langage courant, les mots de sympathie et d'antipathie équivalent à peu près à attraction et répulsion, bienveillance et hostilité. Pourtant, les origines grecques de ces mots, « sentir avec » et « sentir contre », justifieraient que nous leur donnions un sens beaucoup plus spécial : ressentir la même chose que l'autre, ou ressentir l'opposé[1]. Sans noms pour désigner clairement ces phénomènes affectifs, l'antipathie nous déconcerte et nous perturbe, nous laissant croire, par exemple, que nous sommes personnellement méchants, ou que la nature humaine est mauvaise. Il n'y a pourtant pas de mystère : le bonheur des autres nous réjouit dans la mesure où nous les percevons comme des amis ou alliés, et nous attriste dans la mesure où nous les percevons comme des ennemis ou opposants. L'ambivalence est souvent de mise : en effet, quelqu'un peut être à la fois notre allié et notre opposant sous divers aspects. Ainsi, les relations d'éducation sont typiquement ambivalentes, étant par nature des relations de coopération, et offrant pourtant d'innombrables opportunités de conflit entre éducateur et éduqué. De même, dans un match de tennis entre amis, il y a opposition de sentiments dans le cadre du jeu, et concordance de sentiments hors du cadre du jeu. C'est surtout sous l'influence d'une doctrine de concorde universelle que ces phénomènes

---

1. Comme nous réjouir du malheur d'autrui, ce qui est appelé en allemand : « Schadenfreude ».

affectifs font figure de problème : la sympathie se transforme alors en une charité ou une compassion obligatoires, tandis que l'antipathie fait figure de monstruosité[1].

Le mépris

Il existe différentes définitions possibles du mépris, et nous pouvons nous demander lesquelles sont les meilleures :

• considérer comme indigne d'attention et d'intérêt, éventuellement contre l'opinion générale ;

• considérer comme inférieur, éventuellement en se considérant soi-même comme supérieur ;

• sous-estimer, mal juger, voir les défauts au lieu de voir les qualités ;

• considérer comme bon à rien, ou « pas à la hauteur » en général ;

• considérer comme un mauvais partenaire, dans une association particulière quelconque ;

• faire de l'ostracisme, vouloir exclure du groupe.

Comme dans le cas de l'antipathie ci-dessus, notre perception du mépris sera très différente, selon que nous sommes dans une logique d'association universelle à la façon de Jésus de Nazareth, ou dans une logique d'association sélective libre à la façon d'Aristote. Si nous sommes dans

---

1. Nous pouvons peut-être donner une seconde chance à l'ancien précepte condamné par Jésus de Nazareth : « tu aimeras ton prochain, et tu haïras ton ennemi » (*Mathieu 5 : 43-48*). Ce principe peut sembler logique et vivable. Plutôt que d'essayer d'aimer tout le monde, nous pouvons nous contenter de constater qu'il est rare que notre ennemi soit entièrement et purement notre ennemi. Aristote avait même dit, quatre siècles auparavant : « ce n'est pas un ami que l'ami de tout le monde ». Si notre ami est l'ami de tout le monde, c'est un faux ami : il se dispersera en nous négligeant. Dans un conflit, au lieu de nous défendre, il demeurera paralysé par des dilemmes.

une logique d'association universelle, alors le mépris d'autrui, en tant que souhait de rupture ou de non-association, pourra nous apparaître comme un péché mortel d'ostracisme, devant céder la place au « respect »[1]. En revanche, le mépris des choses matérielles comme l'argent pourra être toléré, si cela se fait au profit des relations humaines. Dans ce contexte d'association obligée, le partenaire indésirable est perçu comme un gêneur qui s'oppose à notre bien-être, et nos souhaits de rupture s'expriment d'abord par des colères, avec un message de mépris à peine caché : « va-t'en ! » Dans une telle situation, il s'agit de savoir si nous sommes vraiment coincés dans l'association, et si nous souhaitons vraiment une séparation, ce qui mérite souvent une mûre réflexion, en nous remémorant aussi les avantages de l'association concernée. Nous pouvons aussi abandonner cette logique d'association universelle pour adopter une logique d'association sélective libre. Le mépris et l'estime deviennent alors des choses beaucoup plus familières et triviales, selon les associations particulières que nous envisageons : équipe sportive, entreprise, conversation, amitié, mariage, relations sexuelles, ou autre. Nous estimons ou méprisons les personnes selon que leurs qualités et compétences sont plus ou moins adéquates à leur rôle dans l'association concernée ; nous ne les jugeons pas en fonction du caractère plus ou moins prestigieux et dominant de ce rôle, ni par comparaison avec nos propres talents. Nous pouvons même estimer certains de nos ennemis, avec qui nous aimerions faire équipe en d'autres circonstances ; beaucoup de récits épiques légendaires contiennent de telles considérations d'estime chevaleresque. Dans cette logique d'association sélective libre, le respect peut prendre un sens différent : une mesure de l'estime à première vue que nous accordons aux gens sans les connaître. En effet,

---

1. C'est-à-dire une sorte d'estime forcée et ambiguë. Dans le respect, il y a une notion de mise à distance et de *statu quo*, comme dans l'expression : « tenir en respect » ; ni rupture véritable, ni union véritable.

nous pouvons avoir tendance à considérer *a priori* les inconnus – ou certaines catégories d'inconnus – comme de bons partenaires potentiels, avisés, capables et bien intentionnés, ou le contraire.

L'envie

Dans le langage courant, la jalousie et l'envie sont synonymes. La plupart des auteurs précisent que le jaloux est celui qui possède déjà, tandis que l'envieux est celui qui ne possède pas encore. Beaucoup d'auteurs sont malheureusement persuadés que l'envie est toujours hostile, ce qui mérite quelques éclaircissements. Fondamentalement, l'envie est peut-être seulement le désir, auquel nous donnons un nom spécial parce qu'il est éprouvé dans des circonstances spéciales : un désir stimulé par la vue d'une possession par autrui. Ce désir peut avoir n'importe quelle conséquence, par exemple :

• l'émulation ; nous pensons avoir les moyens d'acquérir la même chose, et nous le faisons ;

• l'hostilité ; nous pensons être incapables d'acquérir la même chose, et il nous semble, à tort ou à raison, que le possesseur de la chose nous en empêche. Ou bien, nous lui en voulons de nous avoir laissé voir la chose, causant à la fois notre désir et notre frustration. Dans cette interprétation des choses, il y a conflit, et possibilité de colère ;

• la résignation, et éventuellement la dépression. Nous pensons être incapables d'acquérir la même chose, et il nous semble qu'agresser son possesseur serait vain ;

• l'admiration et la joie par procuration ; nous pensons être incapables d'acquérir la même chose, mais nous considérons avant tout le possesseur comme un ami ou un allié, et la sympathie domine. C'est souvent le cas, notamment, quand cette possession d'autrui nous profite aussi : par exemple, nous pouvons profiter du chant d'autrui, sans avoir nous-mêmes une belle voix. Même dans la tribu humaine primitive, les dominants régnaient peut-être autant par l'admiration et la sympathie que par la force ; nous avons probablement tendance à projeter sur l'humanité primitive l'image de nos propres conflits de société évoluée.

La jalousie et l'envie concernant la possession des personnes, comme les parents et les conjoints, sont particulièrement épineuses. Peut-être est-ce parce que, dans notre civilisation densément peuplée où nous vivons en tout petits noyaux familiaux, il y a un effet de « tout ou rien » : soit nous avons une personne pour nous seuls, soit nous en perdons d'emblée la moitié ou davantage en la partageant avec d'autres, et la possibilité de perte totale existe. Nos ancêtres chasseurs-cueilleurs vivaient sûrement plutôt dans une intimité-promiscuité de groupe moyen, composé de quinze à trente personnes ; les échanges affectifs y étaient probablement plus fluides et variés ; les problèmes de rivalités exacerbées du type « complexe d'Œdipe » ou « crime passionnel » s'y posaient peut-être beaucoup moins, voire pas du tout.

Faites le point !

Aviez-vous rassemblé sur une feuille des souvenirs d'antipathie, de mépris et d'envie ? Reconsidérez ces souvenirs à la lumière des commentaires qui précèdent.

La tristesse apprivoisée **10**

Se familiariser avec la tristesse

La tristesse est l'une des émotions les plus communément partagées et les plus reconnaissables. Pourtant, elle demeure multiforme et mystérieuse. Quelles sont ses fonctions naturelles ? Sans rien fixer définitivement, proposons déjà quelques distinctions.

Nuances d'émotion ou de vocabulaire	Précisions de nature, de cause ou de fonction
Chagrin, sanglots, tristesse classique	Signe de douleur physique ou de besoin chez le petit enfant, devenant plus spécialement un signe de perte chez l'adulte.
Regret, nostalgie	Tristesse à l'idée d'un passé meilleur, ou d'un autre présent qui aurait été possible. Si nous sommes en cause, le regret se confond avec le remords ou le fait d'être « désolé ».
Déception, consternation	Tristesse souvent subite, liée à un manque à gagner ou à une attente vaine. Une peur rétrospective peut s'y mêler, à l'idée du risque qui était méconnu (mortification, atterrement). Parmi les suites typiques de la déception, il y a la démotivation, le mépris, la bouderie et le dépit.
Amertume	Peut-être un ressenti émotionnel très spécial, ou peut-être une tristesse avec une pointe de ressentiment, souvent à l'idée de l'injustice ou de « l'ironie du sort ».
Deuil	Situation de perte majeure, changeant significativement la vie, qui est l'occasion, entre autres, d'une tristesse forte et durable.
Déprime, abattement, morosité, idées noires	Absorption plus ou moins durable dans des idées attristantes.
Mélancolie, vague à l'âme, *spleen*	Mots ambigus, qui peuvent désigner aussi bien une nostalgie mêlée de douceur rêveuse, que la dépression ci-dessous.

.../...

.../...

Dépression	La déprime au sens fort, une condition pathologique durable, avec perte de capacité sociale, nécessitant la consultation d'un spécialiste.
Désespoir	Peut-être un synonyme littéraire de « dépression », ou le résultat plus spécial de la conviction d'absence de solution, notamment après un échec personnel majeur[1].
Pitié, compassion, commisération	Cela peut être un cas particulier de sympathie : tristesse à l'idée de la perte ou de la douleur subie par autrui, que nous percevons comme ami, allié ou prochain. Ces mots ont néanmoins des emplois multiples.

Pour le romantisme, la tristesse est valorisée, comme en témoigne le succès des poèmes et chansons sentimentales tristes. Même du point de vue du développement personnel et de l'éthique, il y a une valorisation du chagrin : les larmes « libératrices » censées rendre plus humain, le chagrin du deuil pris comme signe d'amour et de respect de la mémoire des morts.

À côté de cela, la tristesse est généralement considérée comme pénible, méritant que nous fassions tous les efforts possibles pour l'éviter. La tristesse est aussi l'occasion de maladresses sociales, et tend à révéler nos vulnérabilités et nos dépendances. Nombreux sont ceux qui espèrent un monde sans larmes, ou, du moins, où les consolations seraient rapides et efficaces. Nous pouvons aussi prêter à autrui notre propre crainte du

---

1. Toutefois, l'information est reçue différemment par chacun, éventuellement avec des résultats opposés. Par exemple, le manuel chinois *L'Art de la guerre* de Sun Tzu, Flammarion, 1972 (VIᵉ siècle av. J.-C.), attache une valeur incomparable au courage du désespoir : il suffirait de couper sa possibilité de fuite à une armée pour qu'elle devienne miraculeusement invincible ! En guise de contre-exemple, lors du siège de la forteresse de Massada par des forces romaines écrasantes en l'an 73, les défenseurs ont préféré se suicider en masse.

chagrin : par exemple, si un enfant nous interroge sur la mort, nous pourrons prendre cela comme une demande d'apaisement et de consolation, alors que c'est peut-être une simple demande de renseignements, compréhensible de la part d'un nouveau venu dans le monde. Enfin, la tristesse trop envahissante est perçue comme nous empêchant de profiter de la vie : nous voilà tristes à l'idée d'être tristes !

Réponses multiples à la tristesse

Il s'agit de nous « décentrer », de nous mettre dans la peau d'autres personnes, pour mieux comprendre notre tristesse et agir sur elle. Pour chaque situation présentée, lisez les deux scénarios possibles, et imaginez-en un troisième. Puis, interrogez-vous sur la meilleure réaction à adopter parmi les trois. En cas de doute, parlez-en avec quelqu'un.

1. *Un petit enfant fait un gros chagrin dans une fête foraine parce qu'il a envie d'une peluche et que le budget familial pour la fête est déjà dépensé.*

   • Le père prend l'enfant dans ses bras, lui fait une bise, et lui fait faire une dernière promenade dans la foire, sur le chemin du retour.

   • Le père gifle l'enfant en lui disant d'arrêter de pleurer, et s'irrite contre cette fête marchande qui le met dans cette situation humiliante.

   • ....
   ....
   ....

2. Une adolescente a des problèmes en classe, et fait une crise de larmes : elle se trouve laide, ses amies sont méchantes... Sa mère lui demande si elle veut quelque chose. Pour toute réponse, l'adolescente crie : « laisse-moi seule ! »

- La mère se rapproche de sa fille, en lui disant que c'est impor-tant d'être ensemble, et qu'il y a sûrement une solution à ses problèmes.
- La mère laisse sa fille seule, en lui disant de l'appeler en cas de besoin.
- ....

....

....

3. Un jeune homme et une jeune femme sortent ensemble au cinéma. C'est un film où le héros se sacrifie et meurt à la fin. La jeune femme s'aperçoit que son compagnon n'arrive pas à se retenir de pleurer.

- La jeune femme est surprise et admirative : un homme qui exprime ses émotions, c'est génial !
- La jeune femme se demande si son compagnon n'est pas dépres-sif ou malheureux, et si elle doit le consoler.
- ....

....

....

4. Stéphane voudrait quitter sa compagne Élodie pour vivre avec une autre. Il a mûrement réfléchi. Toutefois, il supporte mal l'idée de faire souffrir Élodie, qui lui paraît fragile et dépendante.

- Stéphane devrait attendre : les solutions et les opportunités finiront par se présenter.
- Stéphane doit en parler avec Élodie : certaines souffrances et déceptions sont inévitables.
- ....

....

....

Histoire naturelle de la tristesse

Une émotion qui diminue les capacités de la personne est à première vue défavorable à la survie, et son existence peut étonner. Même les larmes sont mystérieuses : peut-être sont-elles un signal visuel choisi par la nature au hasard parmi d'autres signaux possibles, ou peut-être sont-elles judicieusement expressives en soi ? En tout cas, nous pouvons citer trois fonctions possibles de la tristesse : l'appel à l'aide, la gendarmerie interne et la retraite méditative.

L'appel à l'aide

Les enfants en bas âge pleurent quand ils ont faim ou mal, ou à cause de n'importe quel inconfort. C'est approprié, puisqu'ils dépendent des adultes pour tout, et que les adultes savent généralement ce qu'il faut faire. Même en cas d'absence de remède, le contact physique affectueux suffit souvent à compenser. Avec l'âge, nos besoins deviennent plus compliqués et abstraits, et nous devenons plus exigeants quant au choix de nos contacts affectueux : il devient plus difficile de nous aider et de nous consoler, et nous apprenons alors à compter davantage sur nous-mêmes. Souvent, entre adultes, l'expression de la tristesse procure une indulgence passagère, plutôt que de l'aide : ménagements, exemptions de travail. Les consolations affectueuses cèdent partiellement la place à des condoléances plus formelles. Au cours des dernières décennies, il y a eu beaucoup de discussions de psychologie sur les larmes masculines, soupçonnées d'être réprimées indûment par machisme ou par volonté « d'être fort », voire par autoritarisme patriarcal. Peut-être certains hommes considèrent-ils en effet que l'appel à l'aide est incompatible avec le rôle directeur et protecteur qu'ils aiment se donner ; ou peut-être doutent-ils de la possibilité d'une aide efficace pour les problèmes qu'ils rencontrent. L'absence de larmes peut résulter de la simple conviction que les larmes seraient vaines : parfois, montrer notre détresse aggraverait plutôt les choses, et cette simple anticipation peut suffire à nous faire garder les yeux secs. Lorsque nous sommes en confiance, nos larmes coulent beaucoup plus volontiers.

La gendarmerie interne

Une prévision rationnelle des conséquences de nos pertes, en termes de possibilités disparues et de besoins non satisfaits à l'avenir, pourrait suffire à nous inciter à veiller sur les choses et les personnes qui comptent pour nous. Pourtant, nous ne sommes pas toujours capables de voir aussi loin. Le tâtonnement aveugle de la sélection naturelle semble nous avoir équipés d'un dispositif interne de contrôle supplémentaire, sous la forme d'une tristesse qui nous affecte tout de suite, dès que nous nous apercevons que nous subissons une perte. Sans cette tristesse qui nous rappelle à l'ordre, notre comportement risquerait d'être dissipé et imprévoyant. Nous pouvons éventuellement trouver que la nature a trop lourdement forcé le trait en nous infligeant, lors d'une séparation, une détresse disproportionnée par rapport au bien-être que les choses et les personnes nous apportent par leur présence. Cela peut nous inciter à un abstentionnisme morose : éviter de nous engager, pour éviter de souffrir[1]. C'est surtout l'expérience d'authentiques émotions gratifiantes qui compense le risque de tristesse : sans accès à ces émotions agréables, les données du choix sont faussées, et les risques de malentendu et de désillusion sont importants. Quoi qu'il en soit, une certaine quantité de malentendus et de désillusions fait partie de l'expérience éducative de chacun de nous.

---

1. Cet abstentionnisme est souvent combattu par une injonction de ce type : « vas-y, tu verras, ça en vaut la peine ! » Toutefois, quiconque se pose en avocat de l'amour, ambassadeur du monde ou agent publicitaire de la vie se pose aussi en complice de tout ce qui va mal, et en bureau des réclamations pour tout ce qui tourne mal !

La retraite méditative

Lorsque nous avons perdu quelque chose ou quelqu'un, cette perte tend à accaparer notre attention pendant un certain temps, aux dépens du reste de notre activité. Le labyrinthe de nos neurones et de nos associations d'idées a besoin de temps pour s'imprégner d'une information nouvelle et en tirer les conséquences : il nous faut recomposer notre paysage mental, étiqueter comme « souvenirs du passé » certaines images qui faisaient partie de notre présent, comprendre ce qui nous est arrivé, réviser nos priorités et nos projets. Lorsque la période de chagrin se termine, et que nous retournons à la vie, nous sommes changés. Sans cette retraite forcée, notre comportement serait peut-être incohérent et dangereux pendant une durée indéterminée.

Les émotions de la perte

Tout comme le conflit, la perte que nous subissons est une occasion d'émotions multiples (voir schéma ci-contre).

La multiplicité des réactions possibles à la perte peut donner l'impression d'un processus par étapes, d'autant plus que certaines réactions sont typiquement immédiates, et d'autres plus tardives, survenant après un temps de réflexion. Malgré cette apparence, ces réactions émotionnelles sont peut-être plutôt parallèles et indépendantes, résultant de plusieurs façons possibles de voir les choses. Si une perte paraît engendrer une réaction émotionnelle inappropriée ou trop durable, ce n'est pas forcément parce que la personne reste coincée à une étape d'un processus de « deuil » ; c'est peut-être surtout parce qu'elle se focalise sur une certaine façon de voir la situation, ou veut aller jusqu'au bout d'une certaine démarche, ce qui peut être légitime ou non. Par exemple, une personne peut s'attarder indéfiniment dans un procès imaginaire et prendre autrui à témoin de son malheur, comme si cela servait à quelque chose. Un accompagnement

Le modèle émotionnel de base de la perte

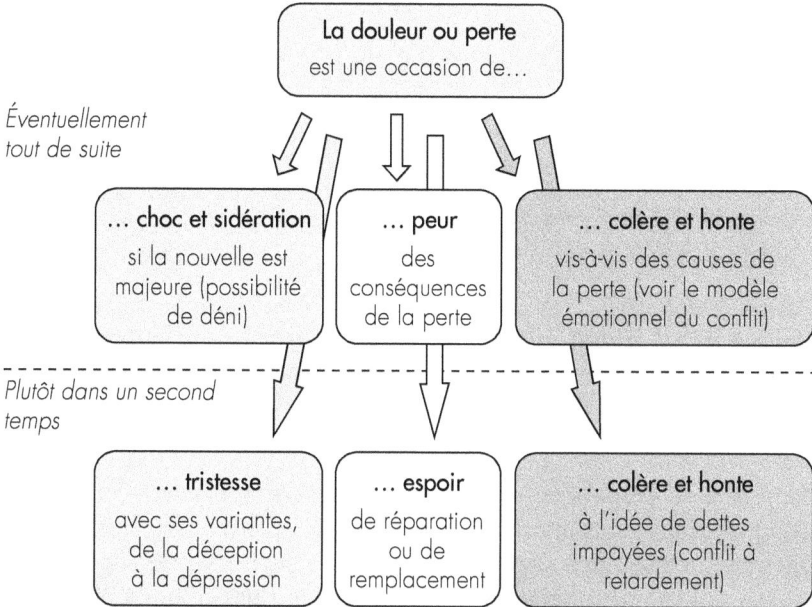

La douleur ou perte
est une occasion de...

*Éventuellement
tout de suite*

... choc et sidération
si la nouvelle est
majeure (possibilité
de déni)

... peur
des
conséquences
de la perte

... colère et honte
vis-à-vis des causes de
la perte (voir le modèle
émotionnel du conflit)

*Plutôt dans un second
temps*

... tristesse
avec ses variantes,
de la déception
à la dépression

... espoir
de réparation
ou de
remplacement

... colère et honte
à l'idée de dettes
impayées (conflit à
retardement)

professionnel est parfois utile pour aider à une orientation judicieuse de l'attention.

Dans la relation d'aide, le modèle habituellement utilisé pour les situations de perte et de tristesse est le modèle du « deuil », avec au moins trois étapes : choc, dépression et acceptation. Le modèle peut comprendre davantage d'étapes, comme chez le psychiatre Élizabeth Kübler-Ross, qui distingue des étapes intermédiaires de colère et de marchandage. Or, ces étapes du deuil ont été théorisées dans un contexte très particulier, qui est l'accompagnement des mourants et des personnes endeuillées. En reprenant ce modèle du deuil pour toutes les situations de perte, nous faisons peut-être une généralisation abusive. En effet, beaucoup de pertes sont moins irrémédiables et moins liées à la fatalité que la mort.

Des cas de perte différents du deuil

Jacques a été licencié sans indemnités, prétendument pour faute, en réalité pour des motifs économiques déguisés. Il est en colère, et va s'efforcer d'obtenir justice aux prud'hommes. Sans remplacer son emploi perdu, les indemnités qu'il peut obtenir valent la peine d'un conflit. Quant au « deuil » de son emploi, difficile ou facile, Jacques pourra le faire séparément.

Françoise a cassé l'anse d'une théière à laquelle elle tenait, un souvenir de voyage. Les larmes lui viennent aux yeux. Toutefois, après vérification, il apparaît que l'anse peut être recollée. Ce n'est pas tout à fait comme neuf, mais l'essentiel est sauvé.

La colère et l'espoir de solution, qui peuvent apparaître comme des complications parasites du processus de deuil, peuvent s'avérer parfaitement appropriés dans d'autres situations de perte. Même la vengeance n'est pas forcément vaine : certes, elle ne rend pas ce qui a été perdu, mais est-ce là ce qui est attendu d'elle ? La tristesse peut suivre son cours séparément.

Choc ou déni ?

Une réaction de choc ou de sidération suit souvent l'annonce d'une mauvaise nouvelle. Cela peut être de la surprise, de l'incrédulité, un détachement ou une désorientation. Ce choc est parfois appelé un « déni » ou une « dénégation », probablement par suite d'une généralisation abusive, à partir de cas de malades qui ont l'impression d'être en bonne santé. Dans le cas général, une nouvelle invraisemblable, ou d'ampleur majeure (« la tour Eiffel vient de tomber »), peut susciter notre incrédulité et nous pousser à vouloir la vérifier, sans mauvaise foi ni dérobade. Le choc peut aussi prendre la forme d'une peur, comme quand nous ne trouvons pas nos clés ou notre portefeuille dans notre poche et que notre sang se glace.

La dépression réactionnelle

La période de tristesse suivant une perte est parfois appelée une dépression « réactionnelle », c'est-à-dire causée par un événement ponctuel clairement identifié. Quand nous avons perdu une personne ou une chose, notre attention se focalise durablement sur elle, et elle peut nous sembler plus importante que quand elle était présente. Nous pouvons même avoir du remords à l'idée de l'avoir négligée : c'est une sorte de dette impayée. En même temps, le reste du monde et les activités courantes perdent une partie de leur importance habituelle à nos yeux ; nous sommes jetés dans une période de retraite méditative forcée. Au fur et à mesure que le temps passe et que notre paysage mental se recompose, cette pondération exceptionnelle de l'importance des choses revient à la normale. Ces deux lignes d'importance, celle que nous accordons à la personne ou chose perdue et celle que nous accordons au reste du monde, nous permettent de comprendre graphiquement la succession des phases de « tristesse » et de « retour à la vie » (voir graphique page suivante).

Les états chroniques de tristesse ou d'abattement

Il serait vain de prétendre apporter un remède à la dépression proprement dite avec un livre : la consultation d'un spécialiste est nécessaire. Cependant, nous pouvons rappeler ici l'idée communément acceptée selon laquelle une « triple vision négative de soi, de l'avenir et du monde » joue un rôle clé dans la dépression[1]. Les faits ne contiennent presque jamais de leçon évidente. Nous tirons tous des leçons différentes de la

---

1. *La Force des émotions, op. cit.*, François Lelord et Christophe André, chapitre 5.

© Groupe Eyrolles

Perception de l'importance de la perte avec le temps

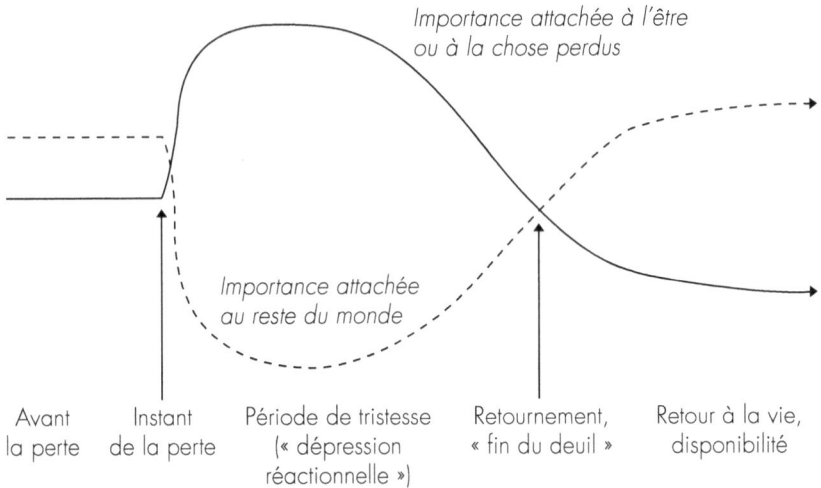

Importance attachée à l'être
ou à la chose perdus

Importance attachée
au reste du monde

| Avant la perte | Instant de la perte | Période de tristesse (« dépression réactionnelle ») | Retournement, « fin du deuil » | Retour à la vie, disponibilité |

vie ; ces leçons sont des interprétations et des théories, qui deviennent des convictions et des visions. Nos visions acquises influencent la façon dont nous trions l'information nouvelle. Par exemple, si nous avons déjà acquis une vision globalement négative du monde, celle-ci sera aggravée par chaque mauvaise nouvelle supplémentaire, qui paraîtra confirmer la noirceur du tableau, tandis que les bonnes nouvelles seront rejetées comme douteuses, non représentatives ou futiles. Le même tri sélectif se produit, en sens inverse, dans le cas d'un optimisme indécrottable. Pour le meilleur et pour le pire, nous avons ici un exemple de ce que les sceptiques d'aujourd'hui appellent un « biais de confirmation » : l'information qui concorde avec ce que nous croyons déjà est accueillie comme une preuve, tandis que l'information contradictoire est prise comme une exception qui confirme la règle. Provoquer exprès une remise en question de nos convictions acquises est très difficile ; une telle remise en question semble pourtant parfois se produire spontanément, peut-être en conséquence d'une relativisation accidentelle de l'importance de telle ou telle chose, ou de la détection intuitive d'une nouvelle voie intéressante. L'humeur sombre chronique peut prendre plusieurs formes, comme :

- le pessimisme, qui possède une forte composante intellectuelle. C'est un ensemble de jugements synthétiques négatifs sur soi, sur l'avenir et sur le monde ;

- être malheureux, ce qui relève davantage d'attitudes machinales : s'attendre aux déceptions, être facilement découragé, vivre comme sous le poids d'une malédiction, se replonger dans les chagrins précédents à l'occasion de chaque nouveau chagrin ;

- la cyclothymie[1], qui est une alternance plus ou moins marquée d'états d'euphorie et d'abattement. Certains cas de cyclothymie semblent liés à une activité de recherche difficile, progressant par à-coups tout au long d'un projet personnel, avec une alternance de trouvailles prometteuses et de cruelles déceptions.

Des outils pour gérer sa tristesse

Utiliser les cinq piliers de l'émotion (voir chapitre 8)

Prenons un épisode de tristesse dans notre expérience personnelle présente ou récente, et reconsidérons-le en nous interrogeant sur cinq conditions majeures d'émotion. Un changement dans l'une de ces conditions peut atténuer ou supprimer l'émotion, ou la remplacer par une autre. Ce ques-

---

1. Ou trouble bipolaire léger. Les troubles bipolaires lourds sont appelés « troubles maniaco-dépressifs » ; les épisodes « maniaques » peuvent être plus coléreux qu'euphoriques, la personne étant davantage dans une logique de conflit que de projet.

tionnement peut aussi confirmer et légitimer l'émotion sans changement, d'où une leçon à tirer pour nous en termes de conduites à tenir.

Conscience de la situation	Une mauvaise nouvelle mérite parfois d'être vérifiée. Une réparation ou une compensation sont parfois possibles.
Implication personnelle	Cela peut valoir la peine de distinguer ce qui nous touche de près, ce qui nous touche de loin ou indirectement, et ce qui nous touche par effet d'écho, en nous rappelant quelque chose de notre expérience personnelle.
Interprétation de la situation	Une situation qui nous attriste peut mériter aussi par ailleurs de nous battre, de veiller à l'image que nous donnons, ou de prendre des mesures de précaution.
Importance accordée	Certaines pertes sont essentielles, et d'autres accessoires ; entre les deux, il y a une zone incertaine à explorer. Soyons prudents en relativisant l'importance de nos pertes : cela peut aussi mener à une attitude résignée ou pessimiste.
Vraisemblance de l'interprétation	Quand une tristesse est causée par la pensée d'une perte future ou possible, nous pouvons nous interroger formellement sur sa probabilité.

L'art des condoléances

S'agissant de répondre au chagrin d'un proche, une proximité physique affectueuse et une écoute muette sont le plus souvent faciles à fournir, et peuvent suffire. Dans le cas de personnes qui nous sont moins proches, cela peut être plus difficile, car des questions de conventions sociales et de choix de mots se posent davantage, et nous sommes moins enclins à nous rendre disponibles. Pour une lettre de condoléances, nous avons du temps devant nous et pouvons facilement trouver des conseils. C'est nettement plus difficile d'improviser à chaud, lors d'une entrevue en privé, voire en public quand, lors d'une réunion, un participant évoque inopinément un problème personnel et commence à pleurer. Selon les cas, une telle réponse à chaud peut devoir tout à la fois :

* reconnaître l'émotion ;

* offrir du temps, ou proposer de remettre à plus tard quelque chose ;

* exprimer notre sympathie, éventuellement au nom du groupe ;

* marquer notre confiance en une force ou une qualité personnelle de la personne attristée ;

* offrir de l'aide ou une mise à disposition, de façon appuyée et concrète, et non expédiée pour la forme.

Exprimer tout cela de façon fluide, en quelques phrases à la fois simples et inspirées, est un exercice difficile. Il faut pour cela un entraînement régulier, comme celui d'un formateur, d'un travailleur social ou d'un prêtre. Un non-professionnel désirant maîtriser une telle compétence doit rassembler d'avance, pour chacun des points ci-dessus, une série de mots et d'expressions qui passent bien, et avec lesquels il se sent à l'aise.

Autour de la tristesse : frustration et état de manque

La frustration

La situation de frustration combine étroitement le conflit et la déception, et est donc une occasion d'éprouver de la colère et de la tristesse. Dans notre culture circulent des injonctions générales et contradictoires concernant la frustration : d'une part, « ne te laisse pas marcher sur les pieds, défends tes droits, ne renonce jamais, sois indomptable, accroche-toi » ; et, d'autre part, « accepte la réalité, ne fais pas de caprice, sois mature, fais ton deuil, lâche prise ». Or, même en étudiant les situations au cas par cas, il est bien souvent difficile de déterminer ce qui dépend de nous et ce qui n'en dépend pas, et de démêler la part de l'arbitraire d'autrui et la part de la fatalité. Si les faits déçoivent nos attentes, le problème peut résider dans les faits ou dans nos attentes ; de même, si les actes ne sont pas en accord avec les paroles, le problème peut résider dans les actes ou dans les paroles ; de telles choses ne peuvent pas être jugées d'avance.

Détresse de la séparation et état de manque

Les petits des mammifères manifestent du chagrin, bruyant ou non, quand ils sont séparés de leur mère. Même adultes, nos intestins peuvent se nouer douloureusement à l'idée du manque pressant de quelque chose. Un tel état de manque, que nous nous figurons le plus souvent comme associé à la toxicomanie, pourrait tout aussi bien être éprouvé à propos de n'importe quoi, par exemple des chips d'apéritif que nous essayons de nous abstenir de manger. Nous entrons ici dans la sphère des phénomènes psychosomatiques auxquels nous ne donnons habituellement pas le nom d'émotions, comme le vertige ou l'éternuement.

La honte apprivoisée **11**

Se familiariser avec la honte

La honte peut survenir dans de nombreuses situations, et notamment en réponse à d'autres signaux émotionnels, comme la colère froide, le mépris, la pitié, la moquerie, l'ironie, ou le chagrin que nous provoquons. La honte survient presque uniquement en présence d'autrui ou dans l'anticipation de son regard. Elle est rarement abordée de front dans les ouvrages sur les émotions ; elle est le plus souvent traitée indirectement, au travers du « sentiment de culpabilité ». Certains pensent même que la honte n'est pas une émotion en soi, mais un mélange de colère, de chagrin et de peur. Pourtant, il devrait apparaître clairement que la honte est une émotion à part entière, authentiquement naturelle, universellement reconnaissable au rougissement du visage et au fait de baisser la tête. Ce sont seulement les motifs particuliers de honte qui varient selon les cultures et les époques. Proposons quelques distinctions.

Nuances d'émotion ou de vocabulaire	Précisions de nature, de cause ou de fonction
Honte (au sens le plus classique)	Perception d'une mise en défaut personnelle, par rapport à une norme, une convention sociale, un idéal, ou un exemple qui fait référence. Une sorte de coup de semonce intime, qui avertit d'un risque d'échec ou d'exclusion.
Humiliation	Révélation d'un motif de honte qui aurait pu rester ignoré.
Sentiment de culpabilité	Mise en cause personnelle qui, si elle était publiquement exposée et confirmée, causerait de la honte, et provoque plutôt de l'inquiétude et de l'anxiété en attendant, comme au cours d'un procès[1].
Scrupule, « cas de conscience »	Problème par rapport à des convictions personnelles, plutôt que par rapport à des normes sociales, notamment avant de prendre une décision.
Remords, être « désolé » (hors formule de courtoisie)	Honte plus spécialement liée au passé, ou à un autre présent qui aurait été possible.
Vexation, blessure d'amour-propre	Colère ou amertume à propos d'un motif de honte qui est en partie reconnu et en partie contesté. La susceptibilité exacerbée peut recouvrir d'importantes questions de honte.

.../...

---

1. Le sentiment de culpabilité est déjà de la honte, si nous imaginons que quelqu'un est capable de voir clair en nous, comme Dieu. À ce sujet, Victor Hugo, dans *La Légende des Siècles* (1859), écrit, à propos du meurtrier Caïn qui s'enferme sous terre pour fuir l'œil réprobateur de Dieu : « L'œil était dans la tombe, et regardait Caïn ».

...../...

Embarras, gêne, confusion	Désorientation et inquiétude, dans une situation difficile où il y a un risque de honte ou d'une autre sanction en cas d'erreur.
Timidité, phobie sociale, manque de confiance en soi, « complexe d'infériorité », « inhibition »	Tendance récurrente à l'embarras, éventuellement dans certains types de situation donnés, qui peut mener à l'évitement et à l'abstention. Cela justifie souvent de suivre des formations et de prendre conseil.
Pudeur	Tendance à cacher un motif de honte indépendant de notre volonté, concernant typiquement notre corps ou un sentiment.
Fierté	Le contraire de la honte, provenant de l'impression d'avoir égalé ou dépassé une norme, ou d'avoir surmonté un motif de honte. C'est une émotion positive transitoire, qui pose des problèmes de voisinage avec la prétention et l'orgueil.

La honte est l'une des émotions les plus impopulaires qui soient[1]. Elle combine des enjeux de réussite et d'éthique : intégration sociale, responsabilité, fonctions de direction, prise de risque, éducation, système pénal, diplomatie, prise en compte de l'opinion publique. Les motifs potentiels de honte sont nombreux et difficiles à démêler ; même nos tentatives pour nous émanciper de la honte se retournent fréquemment contre nous. Par exemple, à cause d'injonctions émancipatrices telles que : « sois autonome, sois indépendant, sois toi-même, suis ton propre chemin », il est devenu honteux de reconnaître que nous sommes

---

1. La honte possède par ailleurs un potentiel de séduction mal élucidé, depuis l'Antiquité jusqu'aux mangas japonais d'aujourd'hui : histoires de charmante pudeur vaincue, ou de punitions et humiliations érotiques.

influencés et que nous craignons le qu'en dira-t-on. De même, dans notre souhait de lutter contre l'oppression et l'exclusion, nous intervenons dans les situations d'humiliation en intentant des contre-procès aux humiliateurs, et nous avons honte quand nous humilions quelqu'un par accident. Bref, nous rajoutons des couches d'humiliation dans l'espoir d'éradiquer la honte ! Même le philosophe Nietzsche, hypersensible sur cette question qu'il abordait souvent, s'y perdait[1].

Réponses multiples à la honte

Il s'agit de nous « décentrer », de nous mettre dans la peau d'autres personnes, pour mieux comprendre notre honte et agir sur elle. Pour chaque situation présentée, lisez les deux scénarios possibles, et imaginez-en un troisième. Puis, interrogez-vous sur la meilleure réaction à adopter parmi les trois. En cas de doute, parlez-en avec quelqu'un.

1. Le petit Jérémie, deux ans et demi, tient à s'habiller tout seul. C'est lent, et pas très efficace.

• Sa mère montre de la fierté devant ses progrès.

• Sa mère se retient de rire devant ses efforts patauds, et s'impatiente : ce serait beaucoup plus vite fait si elle l'habillait elle-même.

• ....

....

2. Depuis la naissance de son deuxième enfant, Christine a pris beaucoup de poids. Elle essaie plusieurs régimes qu'elle échoue à

---

1. Par exemple, dans *Le Gai savoir* (1882), il écrivait : « Qui nommes-tu mauvais ? – Celui qui veut toujours faire honte. / Qu'y a-t-il pour toi de plus humain ? – Épargner la honte à quelqu'un. » Bien que séduisante, cette citation contient deux généralisations abusives.

suivre. Elle a honte de montrer ses kilos en trop ; elle devient pudique et se renferme sur elle-même, ce qui dégrade ses rapports familiaux et ses tentatives pour trouver un emploi.

- Elle devrait apprendre à s'aimer telle qu'elle est.
- Elle devrait consulter un médecin nutritionniste.
- ....

   ....

3. Stagiaire dans une formation technique, Pierre-Olivier est embarrassé quand il ne comprend pas une explication donnée par le formateur. En revanche, si le formateur explique en détail quelque chose que Pierre-Olivier considère comme élémentaire, il se vexe : le prend-on pour un imbécile ?

- Pierre-Olivier a raison : c'est au formateur de s'adapter au niveau de ses stagiaires.

- Pierre-Olivier a un travail à faire sur sa susceptibilité : comment le formateur devinerait-il tout seul ce que ses stagiaires savent déjà, et ce qui leur posera des difficultés ?

- ....

   ....

4. Simone est dans la file d'attente d'un café-théâtre. Un sans-abri mendie auprès des gens de la file, en leur faisant remarquer individuellement qu'ils sont bien habillés, qu'ils vont s'amuser, et que lui aussi aimerait avoir tout cela.

- Simone est honteuse et apitoyée ; elle donne de l'argent au mendiant, tout en se demandant si c'est vraiment une solution.

- Simone est embarrassée et légèrement effrayée ; elle trouve la conduite du mendiant agressive et désagréable, et se promet de ne rien lui donner.

- ....

   ....

Histoire naturelle de la honte

Dans l'environnement primitif

Rappelons une caractéristique des émotions, qui fait à la fois leur puissance flexible et leur vulnérabilité à l'erreur : le fait qu'elles dépendent d'interprétations subjectives, qui peuvent varier selon les individus, les cultures et les époques. S'agissant de la honte, nous pouvons supposer qu'elle est apparue à une période paléolithique où nos ancêtres vivaient en très petits groupes, de moins de trente personnes, et où existait seulement une culture technique de base, comme savoir faire du feu, savoir se débrouiller dans l'environnement local et maîtriser un langage élémentaire permettant une coopération sociale simple. Dans ce contexte primitif, nous pouvons comprendre la honte d'abord comme une pression éducative : la honte incite les enfants à se mettre au niveau des adultes plus rapidement, en tirant le meilleur parti de leurs qualités, et en adoptant docilement les habitudes nécessaires pour prospérer dans l'environnement local. Les signes extérieurs de la honte, comme le rougissement, étaient le signe que les enfants allaient se corriger d'eux-mêmes, sans qu'il soit nécessaire aux adultes de sévir davantage. Le remède à la honte était relativement facile, il consistait à corriger son attitude. Les cas de honte irrémédiable étaient probablement limités aux déficiences physiques et mentales[1]. Dans ce contexte primitif, nous pouvons aussi comprendre la honte comme une correction de la tentation de se cacher derrière les

---

1. Nous tombons ici sur le vieux problème de la cruauté de la nature. Aujourd'hui comme hier, nous trouvons cruel qu'il y ait, dans la nature, des exclusions pour cause de défaut irrémédiable. Toutefois, nous devons bien distinguer entre, d'une part, un état des choses originel dont nous ne sommes pas responsables, car il existait longtemps avant nous, et, d'autre part, notre pouvoir d'égaliser les chances aujourd'hui, pouvoir que nous pouvons surestimer par certains côtés, et sous-estimer par d'autres côtés.

autres, de se « planquer » dans le groupe comme un passager clandestin, en évitant de contribuer soi-même à affronter l'environnement naturel. Plus tard, dans les clans plus grands, dotés d'une hiérarchie sociale plus développée, la honte a pu servir plus généralement à faire la police, ce qui, rétrospectivement, présente à la fois un côté positif de construction sociale, et un côté désagréable de domination et d'oppression.

De la nature à la civilisation

Avec l'apparition des grandes tribus cultivées et des civilisations, les conditions de la honte se transforment, car l'environnement naturel tend à être perdu de vue, remplacé aux yeux de chacun par un environnement matériellement aménagé, densément peuplé et imprégné de culture. La honte continue d'être un processus naturel en général, mais tous les motifs de honte particuliers deviennent culturels, car les motifs naturels de honte qui existaient peut-être auparavant ont été rendus définitivement obsolètes par le changement des conditions de vie. Les enfants, qui viennent au monde sans savoir que leur environnement est désormais artificiel, sont confrontés à une masse confuse et contradictoire de normes et d'explications du monde provenant de sources multiples : les parents, les professeurs, les camarades plus ou moins amicaux, les histoires de fiction et les médias. Une bonne partie de ces normes culturellement accumulées sont arbitraires, voire sottes : elles sont inventées et se répandent parce qu'elles sont convaincantes ou séduisantes à première vue, et parce que la société peut supporter dans une certaine mesure le coût de préjugés fantaisistes, étant capable de survivre sur de longues périodes par le seul effet de sa taille et de son savoir-faire matériel. Ces préjugés sont autant de motifs potentiels de honte. Dans ce contexte évolué, la honte tend à devenir l'annonce d'un échec personnel dans un environnement social arbitraire, plutôt que dans un environnement naturel impartial ; elle tend à être reçue comme l'effet d'une exclusion injuste par les autres. En outre, beaucoup de ces hontes arbitraires sont irrémédiables, occasionnées par des critères de jugement impossibles à satisfaire, car utopiques ou incompatibles entre eux. Malgré tout, la honte demeure un aiguillon d'évolution personnelle potentiellement précieux : elle appelle soit une révision de nos façons d'être, soit une révision de nos critères de jugement, ce qui, d'un côté comme de l'autre, constitue une opportunité d'amélioration.

Les hontes sociopolitiques

La honte ne se limite pas aux hontes sexuelles freudiennes, ni aux scénarios du type : *Le Vilain Petit Canard*, où un innocent est rejeté par son entourage parce qu'il est différent. Dans les cultures habituées aux conflits sociaux et moraux, une grande partie des hontes provient des inégalités (« tu es un nanti, un profiteur ») et d'une contribution prétendument insuffisante à diverses causes politiques ou caritatives. Cela peut nous inciter à nous ruiner la santé, comme preuve que nous avons essayé d'améliorer les choses. Un motif de honte particulièrement cuisant est le désœuvrement involontaire. En effet, les civilisations sont, d'une certaine façon, victimes de leur efficacité collective : une fraction seulement de la population suffit à assurer les tâches unanimement reconnues comme utiles et pour lesquelles existe une demande ferme[1]. Le reste de la population doit s'occuper de son mieux, dans des tâches pour lesquelles la demande est plus faible ou précaire : production de biens et services non prioritaires, carrières incertaines où il y a beaucoup d'appelés et peu d'élus (donc beaucoup de déchets). Nous nous trompons peut-être de problème si nous croyons qu'il s'agit de faire honte aux « parasites » pour qu'ils se rendent utiles : dans de nombreux cas, il s'agit plutôt de les aider à trouver leur voie en créant le moins de troubles sociaux possible.

---

1. Hors périodes exceptionnelles où toute la force de travail est utile, comme la reconstruction après une guerre, ou la mise en place massive d'infrastructures permise par une nouvelle technologie.

.

Les émotions du jugement

Tout comme le conflit et la perte, abordés dans les chapitres précédents, le jugement est matière à émotions multiples. Nous nous intéressons ici à un jugement que nous considérons comme recevable, au moins en partie ; un jugement qui nous paraîtrait évidemment faux ou saugrenu pourrait nous laisser indifférents, ou nous faire rire.

Le modèle émotionnel de base du jugement

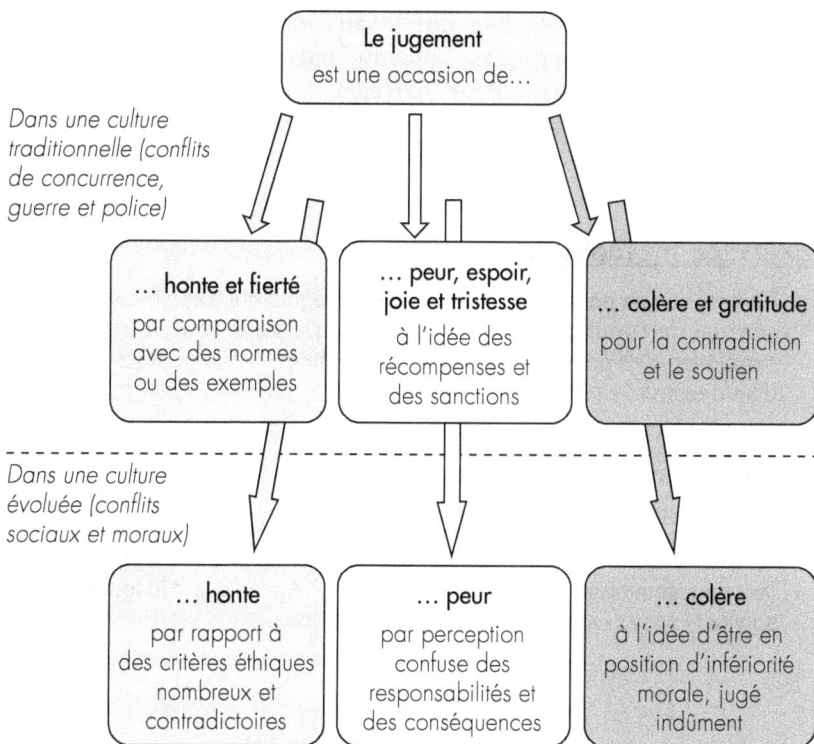

Le jugement
est une occasion de...

Dans une culture traditionnelle (conflits de concurrence, guerre et police)

... honte et fierté
par comparaison avec des normes ou des exemples

... peur, espoir, joie et tristesse
à l'idée des récompenses et des sanctions

... colère et gratitude
pour la contradiction et le soutien

Dans une culture évoluée (conflits sociaux et moraux)

... honte
par rapport à des critères éthiques nombreux et contradictoires

... peur
par perception confuse des responsabilités et des conséquences

... colère
à l'idée d'être en position d'infériorité morale, jugé indûment

165

Dans les cultures traditionnelles, il y a relativement peu d'écart entre les normes du groupe et les convictions personnelles. Le jugement joue à peu près équitablement dans les deux sens : compliment et blâme, récompense et punition, soutien et ingérence. Les motifs de honte sont évités par « sens de l'honneur » ou par « peur de perdre la face ». La honte est perçue comme une émotion normale, s'inscrivant dans un système social jugé viable. C'est plutôt le fait d'être « dévergondé », c'est-à-dire de ne pas avoir honte dans les situations collectivement considérées comme honteuses, qui est perçu comme anormal. Dans les cultures évoluées, y compris certaines sociétés antiques, l'accumulation d'idées et la complexité des situations font que les situations de jugement deviennent des problèmes en soi, les condamnations tendant à l'emporter sur les estimations positives. Pour arriver à nous en sortir, il est utile d'apporter quelques précisions sur les complications émotionnelles des jugements dans les sociétés évoluées.

Exercice métaphorique

Faites, sur un papier, un dessin ou un croquis qui exprime votre perception de l'un des trois thèmes suivants. Vous pouvez utiliser des symboles, des animaux ou toute autre image. Vous pouvez faire plus d'un dessin.

• « Le bon citoyen » ;

• « le regard de l'autre » ;

• « supérieurs et inférieurs ».

Que dit votre dessin ? Si ce même dessin avait été fait par un inconnu, comment l'interpréteriez-vous ? Après avoir lu les pages qui suivent, posez-vous à nouveau ces questions.

La honte, fruit d'impératifs éthiques contradictoires

Notre héritage culturel dit « judéo-chrétien », pour autant que ces mots soient exacts, nous a habitués à croire que, pour bien nous conduire en général et être heureux du même coup, il suffit de respecter une série de principes particuliers de bonne conduite et de savoir-être. Or, les normes à satisfaire et les qualités personnelles à posséder se multiplient continuellement, au fur et à mesure que de nouvelles idées d'amélioration possible surgissent ici et là, de façon disparate. Notre idéal général de bonne conduite et de savoir-être, notre « idéal du moi », tend ainsi à devenir inaccessible : malgré nos efforts pour avoir « bon » partout, il nous reste toujours des motifs de blâme ou de déception. La honte devient ainsi un problème persistant. Parfois, dans l'espoir de nous dégager de ce piège, nous nous persuadons que nous devrions « être nous-mêmes », de façon « naturelle » et « spontanée », sans essayer de nous conformer à un « idéal du moi » contraignant. Ce genre d'insoumission est d'ailleurs programmé d'avance dans notre héritage chrétien, suivant l'exemple des démêlés de Jésus de Nazareth avec les autorités morales de son temps[1]. En pratique, ces belles paroles tendent plutôt à rendre notre « idéal du moi » encore plus inaccessible : entre autres fabuleuses qualités, nous devrions être naturels, spontanés et authentiques[2] ! En fait, nous diminuons certaines pressions existantes en rajoutant de nouvelles pressions par ailleurs.

---

1. Il y a aussi des équivalents dans notre héritage grec : les cyniques, disciples de Socrate, qui rejetaient les conventions de leur temps et vivaient nus, comme Diogène.
2. Nous pouvons apprendre à mieux connaître notre nature, et nous servir de cette connaissance pour élaborer un nouveau « savoir-être » plus satisfaisant. En revanche, il nous est impossible d'être tout simplement naturels dans un environnement qui a cessé de l'être ; même la vie agricole est artificielle.

La peur par perception confuse des responsabilités et des conséquences

Il peut nous arriver de craindre que, si quelque chose se passe mal, nous serons désemparés, incapables de faire face ; or, nous avons des ressources à notre disposition, même mobilisables de façon improvisée. Nous pouvons être atteints d'une sorte de complexe de « l'éléphant dans un magasin de porcelaine », qui reste soigneusement immobile de peur de casser quelque chose ; or, le monde, la société et les personnes sont de solidité intermédiaire, ni en porcelaine, ni en béton. Nous craignons peut-être le « regard de l'autre », annonciateur de mystérieux châtiments ; or, il y a, autour de nous, d'innombrables individus, groupes et sous-groupes, qui, chacun, nous jugeront différemment, avec des conséquences variables, et souvent sans conséquence. Toutes ces craintes peuvent être allégées par un travail sur soi, au moyen d'exemples significatifs tirés de notre vécu personnel, mais c'est difficile à faire seul.

Guide de recherche personnelle autour de la responsabilité

À moins d'avoir les idées claires sur ce que les individus, les groupes et les institutions peuvent attendre les uns des autres, il nous est difficile de nous dégager de nos hontes et embarras superflus. Si vous êtes disposé à consacrer du temps à cet exercice, commencez par répondre spontanément aux questions, sans aide, puis faites des recherches, éventuellement grâce aux moteurs de recherche de l'Internet, pour améliorer vos réponses. Autant que possible, illustrez vos réponses par des exemples.

1. Les normes

• Nos émotions contribuent-elles à régler nos rapports entre nous ? Jusqu'à quel point cette régulation émotionnelle de nos relations est-elle digne de confiance ? (Voir éventuellement le chapitre 5).

- La conduite de votre entourage, et les contes et récits de fiction, inspirent-ils votre propre conduite ? (Donnez des exemples).
- Qu'est-ce qu'une coutume ? une convention sociale ? Y a-t-il une différence ? Sont-elles suivies consciemment ou inconsciemment ?
- Qu'est-ce qu'un principe moral ? un principe éthique ? Y a-t-il une différence ? Avons-nous le devoir de tous les concilier ?
- Qu'est-ce qu'une loi ? un règlement ? Y a-t-il une différence ? Une loi est-elle obligatoirement écrite ?
- Une interdiction possède-t-elle sa propre force dans l'absolu, ou possède-t-elle seulement la force de la personne ou du groupe qui prononce l'interdiction ?
- Combien y a-t-il de rédactions différentes des Droits de l'homme ? Y a-t-il des différences importantes de contenu entre les diverses rédactions ? Ces textes ont-ils force de loi en France ? Représentent-ils une « solution » à nos dilemmes éthiques ?

2. Les responsabilités

- En général, être responsable, est-ce devoir accepter d'être jugé, ou est-ce être jugé coupable ? Ou bien est-ce autre chose ?
- Qu'est-ce que la responsabilité pénale ? La privation d'une récompense ou d'un avantage peut-elle être une sanction pénale, au même titre qu'une amende ou un emprisonnement ? Quelles sont les ressemblances entre, d'une part, les sanctions pénales infligées par les tribunaux, et, d'autre part, les représailles et punitions que les personnes et les groupes s'infligent les uns aux autres de leur propre initiative ? (Entre égaux, comme deux pays, et entre inégaux, comme entre parents et enfants ?)
- Qu'est-ce que la responsabilité civile ? Quel est le rôle des compagnies d'assurances, par rapport à la responsabilité civile ? Comment les assureurs incitent-ils leurs clients à ne pas être négligents ?
- Qu'est-ce que la responsabilité politique ? La responsabilité d'un cadre ou d'un dirigeant d'entreprise, s'agissant des résultats de son activité, s'apparente-t-elle à une responsabilité pénale, civile ou politique ?

169

- Est-il possible de reconnaître les mérites individuels d'une façon qui fasse l'unanimité ?
- Existe-t-il une responsabilité « morale » qui ne soit ni pénale, ni civile, ni politique ? et une responsabilité « devant soi-même » ? (Donnez des exemples.)
- Le hasard défavorable tient-il, dans notre vie, une place grande ou petite ? Pouvons-nous faire en sorte que rien ne nous arrive sans notre consentement ? Si quelque chose nous arrive sans notre consentement, est-ce toujours, souvent ou rarement la faute de quelqu'un ? (Donnez des exemples.)

3. Les droits et devoirs

- Faites la liste de quelques droits que vous avez. Parmi ces droits, lesquels obligent autrui (ou l'État) à vous laisser faire quelque chose ? à suivre pour vous une certaine procédure bien précise ? à employer au mieux pour vous certaines ressources ? à vous garantir l'obtention d'un certain résultat ? Ces obligations d'autrui peuvent-elles être appelées des « devoirs » ?
- Donnez des exemples de permission au sens d'une non-ingérence, et de permission au sens d'une assurance qu'il n'y a pas de danger.
- Une garantie possède-t-elle sa propre force dans l'absolu, ou possède-t-elle seulement la force de la personne ou du groupe qui donne la garantie ?
- Quelle est la différence entre une obligation de moyens et une obligation de résultat ? Qu'est-ce qu'un cas de force majeure ?
- Avons-nous un devoir de savoir, un devoir de nous renseigner, un devoir de prévoir ? (Donnez des exemples.)

La colère à l'idée d'être en position d'infériorité morale

« Qui es-tu pour juger ? Tu te crois supérieur ? Je n'aime pas les juges sans diplôme. Ne juge pas, et tu ne seras pas jugé ! » Ces protestations irritées sont entendues assez souvent. Or, il peut paraître étrange de prétendre interdire à quelqu'un d'exercer ses capacités de jugement ! Au sens le plus neutre qui soit, « juger » est synonyme de « discerner », « évaluer », « apprécier », « se faire une opinion sur », et « se faire une idée de ». Deux sensibilités font alliance contre l'acte de juger : une sensibilité libertaire qui abhorre l'oppression morale, et une sensibilité universaliste ou grégaire qui abhorre l'exclusion[1]. Elles espèrent éradiquer, dans le jugement, le risque de brimade et de discrimination. Ce faisant, elles engendrent des conflits moraux passablement compliqués. En essayant de se hisser au-dessus des conflits, en « jugeant ceux qui jugent », la sensibilité libertaire se met elle-même, au plus haut degré possible, dans cette position de supériorité morale sans diplôme qu'elle déteste. En outre, il y a souvent de l'hypocrisie dans les prétentions d'objectivité et de non-discrimination. Nous ne sommes pourtant pas obligés de rejeter en bloc tout jugement :

• tant que nous nous abstenons d'agir, notre liberté de jugement est la même chose que notre liberté de pensée, et n'engage que nous ;

• si un individu ou un groupe ne peut pratiquement rien pour nous ni contre nous, alors le jugement qu'il peut porter sur nous n'a guère d'importance ;

• des équipes et réseaux se forment plus ou moins durablement, entre personnes et groupes qui se jugent favorablement et se récompensent mutuellement ;

• certaines discriminations particulières peuvent être désapprouvées, voire interdites par la loi, mais pas « toutes les discriminations », cela n'a aucun sens ;

---

1. Ces deux sensibilités peuvent s'opposer sur d'autres points, par exemple sur l'individualisme et sur l'acceptation des « mauvais sentiments ».

- nous possédons nous-mêmes un certain pouvoir personnel de récompense et de sanction, que seuls le *bluff* et la ruse peuvent nous confisquer[1].

Des outils pour gérer sa honte et son embarras

Utiliser les cinq piliers de l'émotion (voir chapitre 8)

Prenons un épisode de honte ou d'embarras dans notre expérience personnelle présente ou récente, et reconsidérons-le en nous interrogeant sur cinq conditions majeures d'émotion. Un changement dans l'une de ces conditions peut atténuer ou supprimer l'émotion, ou la remplacer par une autre. Ce questionnement peut aussi confirmer et légitimer l'émotion sans changement, d'où une leçon à tirer pour nous en termes de conduites à tenir.

Conscience de la situation	Les autres peuvent avoir des critères de jugement différents des nôtres, d'où des malentendus. Sommes-nous sûrs de ce qu'ils attendent ou exigent de nous ? Cela mis à part, la situation honteuse est-elle vraiment publique ?
Implication personnelle	Est-ce à nous de faire tel travail ? Sommes-nous tenus d'avoir telle qualité ? Distinguons ce qui dépend de nous ou non. Pour des questions complexes de responsabilité conjointe, ou de conséquences difficiles à prévoir, pouvons-nous demander le bénéfice du doute ?

.../...

---

1. Nous pouvons trouver un exemple de cette ruse de confiscation dans la citation du Premier Ministre Winston Churchill, devenue la devise du héros de bande dessinée Spiderman : « Un grand pouvoir implique une grande responsabilité. » Nous pouvons plutôt penser, au contraire, qu'un grand pouvoir implique une grande capacité à faire répondre autrui !

Interprétation de la situation	Une critique, même méprisante et sans appel, peut malgré tout nous donner l'idée d'une piste d'amélioration. Pouvons-nous espérer être toujours jugé équitablement ? N'est-ce pas un facteur dans le choix de nos amis ?
Importance accordée	Pensons à distinguer les enjeux pratiques, concrets, et les questions de principe ou d'idéal, en nous demandant à quoi nous tenons vraiment.
Vraisemblance de l'interprétation	Même si la honte est une émotion naturelle, elle ne prouve jamais la réalité d'une faute ou d'un défaut. Certaines choses sont attendues ou exigées de nous par suite de préjugés qui ne tiennent pas debout.

Ménager les susceptibilités

À moins de bien connaître une personne, et d'être sûr qu'elle accueillera favorablement une critique éventuellement maladroite, il est avantageux de maîtriser certains procédés de retour d'information habile ou « feedback intelligent ». Les séminaires de formation sont d'excellents environnements pour nous exercer dans ce domaine. Voici quelques recettes en attendant.

Remercier quand nous sommes complimentés

« Merci », « content que ça vous plaise ». Abandonnons cette habitude française de refuser les compliments avec de l'embarras (« ce n'est rien »), comme si nous étions déjà en train d'essuyer un reproche d'orgueil. Refuser un compliment est même discrètement insultant : c'est dénigrer les capacités de discernement de notre interlocuteur, ou le traiter de flatteur. Si le compliment est outré ou inadéquat, le remerciement peut être tiède, ou remplacé par une objection aimable.

Mettre une formule de précaution dans la critique

« Il me semble que… », « sauf erreur de ma part… »

Une piste d'amélioration, sinon rien

Transformons notre critique en une suggestion d'amélioration. Par exemple, s'agissant de prendre la parole en public : « vous devriez parler plus lentement » au lieu de : « c'est incompréhensible ». Si nous voyons un défaut sans voir de solution en même temps, demandons-nous si la critique est importante et urgente : nous pouvons aussi nous taire, évitant ainsi le risque de friction relationnelle.

Commencer par une courte expression d'émotion, qui vaut mille mots

« Ça m'étonne », « ce projet me met mal à l'aise ». Évitons de nous engager d'emblée dans une argumentation laborieuse, comportant des risques de froisser notre interlocuteur.

Remercier pour le conseil et la bonne intention, quand nous sommes critiqués

Et cela, même quand la critique est maladroite ou virulente. Évitons le renvoi à l'autocritique : « j'accepte seulement les critiques constructives », « regarde plutôt la poutre qui est dans ton œil ». En effet, le renvoi à l'autocritique est très efficace pour faire taire l'interlocuteur sur le moment, mais l'incite à devenir encore plus sévère à l'avenir, à la fois vis-à-vis de lui-même et des autres. Si la critique est dépourvue de bon conseil, le remerciement peut être tiède : « merci d'attirer mon attention sur telle chose ». Si la critique nous paraît être le signe d'un désaccord impossible à régler sur le moment, marquons ce désaccord (voir le chapitre précédent sur la colère).

Le sandwich de compliments

Ce procédé est utile notamment quand notre avis est demandé en public. Commençons par un compliment, et finissons par un compliment, en plaçant la critique au milieu. L'un des compliments peut porter sur le fond et l'autre sur la forme, ou alors l'un sur la technique et l'autre sur l'humain. Cela peut nécessiter un certain entraînement, si la formulation de compliments est étrangère à nos habitudes.

Avouer, présenter des excuses et pardonner

Dire « pardon » et « excusez-moi » des dizaines de fois par jour par courtoisie est facile, mais c'est plus malaisé quand les enjeux sont graves. Repérons trois freins essentiels.

Le souci de crédibilité

Dans notre culture aux conflits sociaux et moraux évolués, les autorités de toutes sortes ont été sérieusement ébranlées, et nous pouvons légitimement craindre de déclencher une vague de doutes sur nos compétences, si nous reconnaissons une erreur. Ceci vaut particulièrement dans le monde professionnel et politique. Toutefois, l'aveu d'une erreur augmente notre crédibilité du point de vue de la sincérité : « au moins, nous pouvons croire cette personne sur parole ». Cependant, il vaut mieux être capable d'expliquer en même temps, en peu de mots, pourquoi l'erreur était difficile à éviter. La même chose vaut pour l'aveu d'ignorance : avouer que nous ne savons pas quelque chose compromet notre crédibilité, et vaut pourtant mieux que de tourner autour du pot en créant des retards et des confusions. Pour maîtriser les effets d'un aveu d'ignorance sur notre crédibilité, il nous suffit de pouvoir indiquer où chercher l'information manquante.

La peur de demander

Toutes les craintes classiques concernant les demandes et les refus s'appliquent à la demande de pardon, comme la crainte d'être désemparé en cas de refus ; la crainte d'un refus qui confirmerait une mauvaise estime de nous-mêmes ; l'espoir obsédant de trouver une façon ingénieuse de demander qui garantirait une réponse favorable ; la crainte d'embarrasser la personne en l'obligeant à fournir à son tour une excuse pour refuser. Il existe de bons séminaires de formation pour s'entraîner à demander et à refuser. S'agissant plus spécialement de pardon, même les excuses les mieux formulées ne sauraient nous garantir d'être pardonnés : tôt ou tard, ce sera au tour de l'autre de s'exprimer, et il nous pardonnera ou non, en nous posant éventuellement des conditions, comme une réparation ou une expiation. Ce sera alors à nous d'aviser, en fonction de sa réponse. Dans une demande de pardon, comme dans toute demande, il y a nécessairement un épisode de « lâcher-prise », où nous abandonnons l'initiative comme on passe une balle ou comme on jette un dé, parce que l'initiative passe à l'autre. Limitons le temps que nous consacrons à plaider notre cause, et reconnaissons notre part de faute sans essayer de la rejeter sur les circonstances extérieures : au moins, si le pardon est obtenu, c'est un vrai pardon. Nous pouvons aussi faire une répétition de l'entrevue redoutée, en en parlant avec une personne de confiance.

Les dilemmes de justice

Pardonner, c'est suspendre certaines sanctions ou représailles attendues ; dans de nombreux cas, c'est contraire aux exigences d'équité, de discipline ou de mémoire. Certains facteurs entrent typiquement en jeu dans notre décision de pardonner : nos dispositions plus ou moins favorables vis-à-vis de la personne fautive ; le degré de gravité des faits ; l'existence d'une réparation, d'une expiation ou d'une sanction de rechange, éventuellement sous forme de regret torturant ; la promesse crédible d'une meilleure conduite ; et le risque de donner un signal de permissivité en créant un précédent. Ces facteurs sont impossibles à quantifier rationnellement : si des règles prescrivaient à coup sûr quand nous devons pardonner, ce serait de la simple justice pénale appliquée, et non du pardon. Il est donc vain de nous tourmenter en cherchant les clés d'une justice supérieure : nos décisions de pardon se font nécessairement au flair, par synthèse intuitive de nombreux facteurs, avec une part d'information manquante et d'impondérables. C'est là notre libre arbitre, ou notre arbitraire personnel.

Autour de la honte : le « surmoi »

Les psychanalystes pensent qu'il existe en nous un « surmoi » sévère, une instance psychique spécialement destinée à nous faire observer les normes sociales[1]. Freud essayait d'adoucir le « surmoi » de ses patients névrosés, au moyen d'arguments du type : *d'autres se conduisent plus mal que vous, et se tourmentent moins ; c'est injuste.* Or, cet argument du voisin qui se conduit mal est faible : il est trop facile d'y répondre par l'argument du devoir d'exemplarité, par l'argument d'universalisation (« si tout le monde se conduisait mal, que deviendrait le monde ? ») et par l'argument contre les faux jetons (« d'où me viendrait le privilège d'être le dernier à bien me conduire, après tous les autres ? »).

Il est possible que le « surmoi » soit un mythe, une apparence trompeuse. C'est peut-être en réalité une manifestation particulière, parmi d'autres, de nos facultés générales d'anticipation, qui pourraient tout aussi bien se manifester sous la forme d'un entrain allègre à l'idée de récompenses à venir. Peut-être nos facultés d'anticipation se manifestent-elles prioritairement sous la forme d'embarras et de craintes en raison de la complexité de notre environnement, évoquée plus haut : critères éthiques nombreux

---

1. *Cf.* Freud, *Le Malaise dans la culture*, Quadrige/PUF, 1995 (1929), VII et VIII.

et contradictoires, perception confuse des responsabilités et des consé-quences. Ce qui incitait Freud à croire à un « surmoi » était le fait que ses patients névrosés se tourmentaient alors même qu'ils auraient pu cacher leurs fautes, tandis que, toujours selon Freud, les petits enfants et les adultes immoraux se conduisent selon la règle du « pas vu, pas pris ». D'où l'hypothèse d'une sorte de conscience morale interne sévère qui voit tout, chez les adultes vertueux, comme l'œil de Dieu regardant Caïn réfugié sous terre. Cette apparente surveillance par un « tiers intérieur » est peut-être explicable par le seul effet d'anticipations « à la première personne », anticipations nécessitant néanmoins un certain raffinement d'imagination et d'éducation :

- « Si j'étais pris quand même ? Même si la probabilité est faible, les conséquences ne seraient-elles pas désastreuses ? Par exemple, mes pro-ches n'en souffriraient-ils pas ? Ne perdrais-je pas ma situation ? »

- « Si tout le monde faisait comme moi, que deviendraient le monde et la société, qui sont miens ? »

- « Si des choses bizarres ou prohibées me plaisent, n'est-ce pas le signe que je suis défectueux, qu'il y a quelque chose qui ne tourne pas rond chez moi ? Par bien des côtés, le monde semble fonctionner parfaite-ment comme une horloge, déréglé seulement par des grains de sable qui le perturbent ; ne suis-je pas un de ces grains de sable ? »

- « Même si le problème réside dans le reste du monde plutôt que chez moi, n'est-ce pas à moi de trouver une solution ? Qui le fera à ma place ? »

- « N'y a-t-il pas une façon de tout concilier, à la fois d'être heureux et de me conduire bien ? Trouver cette solution ne devrait-elle pas être ma priorité ? »

Toutes ces anticipations possibles, même intuitives et non explicites, relèvent bel et bien du « moi », et non d'un hypothétique « surmoi »

© Groupe Eyrolles

spécialement consacré au contrôle. Identifier et affaiblir ces anticipations négatives, et éventuellement les remplacer ou les contrebalancer par des anticipations positives, est un travail de fond qui ressemble au travail psychanalytique habituel, mais qui se fait sur des bases théoriques différentes.

La peur apprivoisée

12

Se familiariser avec la peur

La peur a quelque chose d'omniprésent. Certains tenants de la psychologie dite « humaniste » affirment qu'une peur est liée à chacun de nos « besoins fondamentaux ». Il y a des peurs traditionnelles, comme la peur de la mort, la peur de vieillir, la peur de gâcher sa vie, la peur de la douleur, la peur de l'inconnu, la peur de la désillusion, la peur de la solitude, la peur de perdre le contrôle de soi et la « peur d'avoir peur ». Il y a même une « peur de ne pas avoir peur » : beaucoup sont persuadés que, sans le fouet salutaire de la peur, nous nous ferions dévorer rapidement. Les motifs possibles de peur sont si nombreux que leur liste remplirait une encyclopédie. Proposons plutôt quelques distinctions fondées sur les manifestations comportementales de la peur, et sur son ressenti émotionnel intime.

Nuances d'émotion ou de vocabulaire	Précisions de nature, de cause ou de fonction
Peur classique, effroi, frayeur, épouvante, terreur	Perception d'un danger soudain ou imminent ; tendance à fuir, éventuellement après un moment de surprise.
Horreur	Peur voisine du dégoût, en découvrant qu'un danger est déjà sur nous. Elle peut s'accompagner de mouvements réflexes comme reculer et repousser.
Anxiété (*)	Attente, expectative d'un danger, vigilance accrue.
Sursaut de peur	Sursaut qui mobilise instantanément nos capacités et notre vigilance. Ce phénomène intervient quand nous percevons intuitivement à la fois un danger et une vigilance insuffisante de notre part (due à un état de demi-sommeil, ou au fait que notre attention est dirigée ailleurs). C'est un filet de sécurité intuitif.
Inquiétude, souci (*)	Recherche prolongée de solutions qui absorbe l'attention, éventuellement jusqu'à l'insomnie.
Crainte, appréhension, méfiance	Anticipation d'un danger incertain ou assez éloigné ; c'est un jugement affectif qui joue un rôle dans notre prise de décision.
Peur superstitieuse	Peur liée au surnaturel, ou crainte acquise par ouï-dire : l'observation de la peur chez autrui peut nous laisser deviner un danger, sans avoir vérifié par nous-mêmes.
Phobie	Peur disproportionnée, qui survient toujours dans les mêmes conditions identifiables. Les phobies dites « sociales » sont généralement des craintes d'embarras ou de honte

.../...

...∕...

Angoisse (*)	Peur paralysante devant un danger invincible et inéluctable qui approche. Dans un milieu naturel, la paralysie permet parfois d'échapper à l'attention de certains prédateurs. On appelle aussi « crise d'angoisse aiguë » ou « attaque de panique » une peur intense sans cause clairement identifiée[1], qui peut durer plusieurs dizaines de minutes, et peut comporter de nombreux symptômes pénibles tels que suées, nausées et impression d'étouffement.
Panique, affolement	Peur dans une situation d'extrême urgence. L'attention se focalise sur des tentatives désespérées de trouver des issues simples, comme hurler, se débattre, frapper, s'accrocher ou courir. « Attaque de panique » : voir l'angoisse ci-dessus.
Paranoïa	Ce serait une psychose, caractérisée par le soupçon de malveillance et de trahison, et pouvant prendre la forme d'une jalousie dévorante ou de revendications vengeresses. Ce mot fait aussi l'objet d'exagérations familières, pour désigner une attitude défensive et méfiante.

(*) Les mots d'anxiété, d'inquiétude et d'angoisse sont souvent traités comme synonymes, interchangeables. Nous mettons ici en valeur des nuances de sens correspondant à des comportements plus spécifiques : monter la garde, faire des recherches et ne plus bouger.

---

1. Les crises d'angoisse aiguës sont souvent associées aux peurs classiques citées plus haut, comme la peur de mourir ou de perdre le contrôle de soi. Toutefois, le témoignage des personnes angoissées est complexe à analyser, d'où le recours fréquent à un traitement médicamenteux. En effet, il est très difficile d'identifier les perceptions et interprétations intuitives qui ont initialement causé la peur, dans la masse des pensées et impressions qui ont plutôt été inspirées par la peur, et l'ont éventuellement renforcée.

La peur est une émotion qui, jusqu'à un certain point, est appréciée du public, comme en témoigne le succès des histoires de fantômes et des films d'épouvante. Mis à part cela, c'est une émotion qui pose avec une clarté toute particulière les dilemmes classiques de la gestion des émotions pénibles : jusqu'à quel point la peur est-elle saine, et quand devient-elle pathologique ? Devons-nous éviter la situation génératrice de peur, nous en accommoder, agir pour la changer, ou apprendre à la considérer autrement ? De nombreux cas de peur justifient de consulter un spécialiste, notamment les attaques de panique inexpliquées, les peurs faisant suite à un événement dit « traumatisant », les méfiances obsédantes, et les phobies perturbant nos activités. Pour le reste, des explications et exercices écrits peuvent nous aider. Nous devons nous attendre à ce qu'un travail sur la peur soit un travail de longue haleine, par morceaux ; en effet, la peur est peut-être l'émotion la plus ancienne du monde, la plus multiforme, et la mieux ancrée dans notre nature. Certains auteurs espèrent parfois chasser toutes nos peurs d'un coup, à peu de frais : « cesse d'avoir peur, une fois pour toutes, libère-toi de tes peurs ». Ces injonctions bienveillantes et générales, si elles arrivent au bon moment, peuvent éventuellement nous procurer une exaltation ou de l'espoir. À terme, toutefois, nous en voyons intuitivement les failles, et nos peurs non traitées reviennent progressivement nous tourmenter.

Du point de vue de la réussite sociale, la peur intervient notamment dans des questions de prise de décision, d'image et de *leadership*. Notre attitude face aux risques et aux dangers compte beaucoup, s'agissant de savoir si les autres nous feront confiance, nous confieront des missions, nous délégueront des pouvoirs, et accepteront de dépendre de nous. Comme toutes les émotions, la peur n'a pas toujours raison : selon les cas, elle peut être bonne ou mauvaise conseillère. De même, l'absence de peur n'a pas toujours raison : si nous restons calmes et sereins au milieu de la panique générale, c'est peut-être parce que nous ne comprenons pas la situation ! En moyenne, pour réussir notre vie, nous devrons éviter certains dangers et en affronter d'autres, d'où l'intérêt de travailler notre sagesse pratique et notre polyvalence. C'est également un atout précieux que de savoir gérer la peur des autres, notamment en les encourageant à bon escient, même sans avoir formellement un rôle de chef. Nous rejoignons ici le thème de la colère : si nous nous montrons terribles d'une façon judicieuse, nous serons estimés davantage qu'une personne à l'attitude invariablement sécurisante, qui dit : « là, là, tout va bien se passer » alors qu'elle n'en sait rien. Toutefois, il vaut mieux désormais, dans notre environnement culturel sensitif, que nos menaces aient une valeur évidente d'avertissement salutaire, sans pouvoir être confondues avec une persécution ou un chantage.

S'agissant des enjeux éthiques de la peur, les sociétés traditionnelles s'intéressent surtout au courage, à la prudence et à l'habileté. Dans notre culture, ces enjeux ont évolué. Être horrifié par la guerre et la violence peut désormais apparaître comme un signe « d'humanité », plutôt que comme un signe de lâcheté ou d'impréparation. La peur est également réputée raviver les plus bas penchants de l'homme[1]. Elle passe pour précipiter l'éclatement des conflits, en nous incitant à nous préparer à la guerre. « L'obsession sécuritaire » en matière de police et d'armes à feu est fréquemment dénoncée[2]. Dans le cadre d'un discours général sur le stress, le harcèlement et la souffrance au travail, faire pression sur quelqu'un par la menace peut désormais faire figure d'atteinte à la dignité humaine, ou de crime contre la santé. Nous semblons parfois vivre dans l'espérance d'un environnement où il n'y aurait plus rien à craindre, et

---

1. Voir par exemple le philosophe Hans Jonas, sur les effets démoralisateurs du despotisme : « (chez) les dominés la lâcheté, la diffamation, la trahison des amis, la dureté de cœur, du moins l'indifférence fataliste – bref, tous les vices de la peur et de la survie à tout prix. » *Le Principe responsabilité*, Flammarion, 1999 (1979), chapitre V, VI.4.a.
2. Curieusement, les exigences de sécurité sociale et de sécurité de l'emploi, pourtant « sécuritaires » elles aussi, ne sont pas rangées parmi les obsessions sécuritaires !

où s'épanouirait enfin ce qu'il y a de meilleur en nous, ce qui dégage un parfum d'utopie dont le slogan pourrait être : « zéro pour cent bâton, cent pour cent carotte ». À titre de comparaison, même dans une sphère aussi abstraite et sécurisée que la recherche scientifique et philosophique, il semble que les motivations négatives comme l'inquiétude et l'inconfort jouent un grand rôle, tout autant que les motivations positives comme la curiosité et l'amour de la vérité.

Réponses multiples à la peur

Il s'agit de nous « décentrer », de nous mettre dans la peau d'autres personnes, pour mieux comprendre notre peur et agir sur elle. Pour chaque situation présentée, lisez les deux scénarios possibles, et imaginez-en un troisième. Puis, interrogez-vous sur la meilleure réaction à adopter parmi les trois. En cas de doute, parlez-en avec quelqu'un.

1. Pascal, trois ans, a terriblement peur des clowns et des gens masqués ; il fait une crise de larmes parce qu'il ne veut pas s'asseoir sur les genoux du père Noël dans un grand magasin.
   - Sa mère pense que ce n'est pas étonnant, à son âge ! Elle le console et l'amène voir autre chose dans le magasin.
   - Il faut l'inciter à surmonter sa peur, comme un grand !
   - ....
     ....

2. Emmanuel, 25 ans, a accepté de passer le week-end dans la maison de son oncle et de sa tante en leur absence, pour prévenir les cambriolages. Pendant la nuit, il est réveillé par un bruit suspect, qui pourrait avoir été provoqué par un intrus dans la maison. Dans l'obscurité de la chambre, il est terrorisé.
   - Emmanuel se demande s'il doit se cacher, appeler la police ou chercher une arme.

© Groupe Eyrolles

- Emmanuel étant venu spécialement pour garder la maison, c'est compréhensible qu'il se réveille au moindre bruit. Ce n'est probablement rien, mais il faudra bien qu'il allume la lumière et fasse le tour de la maison par acquit de conscience.
- ....

....

3. Henri et Martine roulent sur une route de montagne étroite et bordée de gouffres, avec des tournants sans visibilité. Henri conduit plutôt bien, mais Martine est légèrement sujette au vertige, et craint un accident. Martine commence par signaler de temps en temps à Henri un danger qu'il a peut-être manqué de voir. Puis elle se focalise de plus en plus sur la conduite, intervenant de plus en plus souvent pour signaler anxieusement chaque tournant, chaque véhicule arrivant en sens inverse, chaque écart de trajectoire.

- Henri s'irrite, et dit à Martine d'arrêter de le stresser, parce que c'est elle qui va finir par leur faire avoir un accident.
- On ne plaisante pas avec les risques d'accident ! Henri aurait peut-être dû choisir une route moins dangereuse.
- ....

....

4. Stéphane craint que son collègue Jean-Marc ne fasse mal sa part de travail sur un dossier. Il est embarrassé à l'idée de s'expliquer avec lui sur ce point.

- Soupçonner un collègue sans preuves, et passer pour un enquiquineur ou un parano ? Stéphane devrait faire taire ses craintes, en attendant les résultats.
- Il n'y a pas de fumée sans feu : si Stéphane craint quelque chose, il doit intervenir d'une façon ou d'une autre, dans la mesure où l'importance du dossier le justifie.
- ....

....

Histoire naturelle de la peur

La peur est une émotion très ancienne dans l'histoire de l'évolution des espèces, existant déjà chez les crabes et les poissons[1]. Certaines de nos réactions de peur ressemblent à des réflexes, et suivent un « circuit court » dans notre cerveau[2]. Toutefois, l'essentiel de nos peurs journalières provient plutôt de nos anticipations et de notre imagination, qui impliquent pleinement notre cerveau.

L'aiguillon de la peur

La perception d'une menace déclenche dans notre corps une réponse coordonnée, qui nous prépare aussi bien au combat qu'à la fuite[3] : vigilance augmentée, accélération des battements du cœur, oxygénation accrue, fermeture ou ouverture de différents sphincters et vaisseaux sanguins, libération de nutriments dans le sang, et ainsi de suite. Ainsi, il y a des points communs physiologiques entre la colère, émotion du combat, et la peur, émotion de la fuite. Toutefois, cette conception de la

---

1. Chez les poissons, la réaction de fuite est commandée par une seule paire de neurones géants, les « cellules de Mauthner » ; voir par exemple le neurologue Jean-Pierre Changeux, *L'Homme neuronal*, Hachette Littératures, 1998 (1983), chapitre IV.
2. C'est-à-dire un faisceau de neurones reliant directement notre thalamus à notre amygdale, sans passer par le néocortex dont dépend notre pensée. Plusieurs auteurs accordent beaucoup d'importance à ce « circuit court » de la peur, parfois présenté comme une réfutation de la psychologie cognitive des émotions : « nous n'avons pas eu le temps de penser, donc nos émotions ne proviennent pas de notre esprit ». Or, pour la psychologie cognitive des émotions actuelle, l'origine mentale des émotions est à chercher non seulement dans les pensées conscientes, mais aussi dans les intuitions et les perceptions ; même une réaction de peur ressemblant à un réflexe nécessite une perception (voir les chapitres 6 et 7).
3. « Fight-or-flight response » en anglais ; cette notion vient du physiologiste américain Walter Cannon. Elle est à l'origine de notre conception contemporaine du stress.

peur comme alternative à la colère peut paraître étroite, puisque nous attribuons également à la peur d'autres comportements que la fuite : paralysie angoissée, recherche inquiète, vigilance anxieuse, évitement craintif, rejet horrifié, hyperactivité affolée. Peut-être avons-nous tort de mettre toutes ces réactions émotionnelles dans le même sac sous le nom de peur. Quoi qu'il en soit, malgré cette multiplicité de manifestations comportementales, l'une des fonctions biologiques de base de la peur paraît claire : c'est un signal d'alarme désagréable, qui nous aiguillonne, afin que nous agissions pendant qu'il en est temps.

Peur et curiosité

Chez nous, et même chez des animaux moins intelligents que nous, comme les singes ou les éléphants, la cohabitation de l'imagination et de la peur pose des problèmes. L'anticipation de nombreuses possibilités effrayantes peut nous mettre dans un état de stress permanent. L'observation de la peur d'autrui, qui nous laisse deviner l'existence de dangers non identifiés, peut rendre notre comportement excessivement peureux. Ces problèmes biologiques ont dû se poser très tôt dans l'histoire de l'évolution humaine, et ont dû appeler des remèdes ou compensations, parmi lesquels, peut-être, une curiosité naturellement stimulée par la peur. Une telle curiosité présente l'avantage durable de limiter l'accumulation de peurs superstitieuses, en incitant à vérifier s'il y a vraiment péril, au prix d'une exposition temporaire à cet éventuel péril. Par exemple, le naturaliste Charles Darwin rapportait qu'il avait donné, aux babouins d'un zoo, un sac contenant un serpent[1]. Un premier singe regarda dans le sac, prit peur à la vue du serpent, et se sauva. Les autres singes furent alors d'autant plus intéressés par le contenu du sac, et, l'un

---

1. *La Filiation de l'homme et la sélection liée au sexe*, Syllepse, 1999 (2ᵉ édition de 1874), chapitre III.

après l'autre, cédèrent à la tentation d'aller précautionneusement y jeter un coup d'œil, alors que l'exemple du premier singe aurait pu leur suffire. Aussi, lorsque nous recherchons le frisson de romans policiers ou de films d'horreur, c'est peut-être l'effet d'une curiosité naturellement faite pour lutter contre les peurs superstitieuses, plutôt que l'expression d'un goût malsain.

Peur et vie sociale

Au cours de l'évolution des espèces, avec le développement de contacts sociaux occasionnels entre animaux, puis avec l'apparition d'une vie de groupe avec échanges complexes entre individus, les opportunités de peur se sont multipliées et raffinées, jusqu'à inclure, par exemple, la crainte de la rupture de nos relations avec telle personne ou avec tel groupe. Les mots eux-mêmes sont devenus des messages de peur, servant, entre autres, à formuler des menaces explicites, voire élégantes : « veuillez me témoigner davantage d'égards, ou il vous en cuira ». Au fur et à mesure que le groupe nous procurait davantage de sécurité vis-à-vis de l'environnement naturel, de nouvelles insécurités apparaissaient à l'intérieur même du groupe.

Une peur qui nous trahit ?

Certaines personnes attentives, ainsi que nos animaux de compagnie, s'aperçoivent de notre peur même si nous nous efforçons de la cacher. La réaction de stress, plus ou moins assimilable au malaise et à la peur, peut être détectée par divers appareils mesurant notre rythme respiratoire, notre rythme cardiaque, notre tension artérielle et notre transpiration cutanée. C'est là le fameux détecteur de mensonges, ou « polygraphe », utilisé à des fins judiciaires dans quelques pays. Son efficacité est contestée : il est difficile de faire une synthèse des mesures fournies par les différents appareils, et encore faut-il accepter le postulat selon lequel le mensonge est une cause privilégiée de stress. Les appareils faisant partie du détecteur de mensonges sont utilisés expérimentalement comme des « détecteurs d'émotions » par certains neurologues et psychologues, y compris dans le cas d'émotions positives[1] ; une telle utilisation expérimentale du polygraphe peut étonner, puisqu'elle assimile toute émotion à un stress du type « fuite ou combat » qui fait transpirer.

Tempérament timoré ou éducation anxiogène ?

La notion de tempérament en psychologie est imprécise et contestée. D'après les expériences du psychologue américain Jerome Kagan[2], vingt pour cent des enfants seraient sensibles et craintifs dès les premiers mois de leur vie, et deviendraient timides et anxieux en grandissant. Une telle observation est-elle compatible avec la théorie de l'évolution ? Nous pouvons supposer que l'équipement émotionnel de base est à peu près le même chez tout le monde, comme le reste de nos organes et facultés ; les seules causes habituelles de différences majeures sont l'âge et le sexe. Il peut cependant y avoir des différences mineures dans l'équipement émotionnel de chacun, tout comme nous pouvons avoir une plus ou moins bonne vue, être plus ou moins grands, ou avoir plus ou moins d'habileté manuelle. Ces différences mineures entre individus sont même une condition nécessaire de l'évolution de l'espèce : une sélection naturelle peut seulement se faire sur la base de différences. Ainsi, certains d'entre

---

1. Voir Antonio Damasio, *Le Sentiment même de soi*, Odile Jacob, 2002 (1999), chapitre 2, où le neurologue utilise le détecteur de mensonges pour détecter une émotion d'ordre esthétique chez un pianiste. Soit dit en passant, les résultats de cette expérience pourraient être interprétés dans un sens favorable à la psychologie cognitive des émotions : le pianiste a peut-être influencé sa propre émotion en accompagnant d'une évocation imaginaire, ou pas, son écoute d'un morceau de musique.
2. Cité par le psychologue Daniel Goleman dans *L'Intelligence émotionnelle*, J'ai Lu, 2003 (1995), chapitre 14.

nous peuvent être biologiquement plus disposés que la moyenne à éprouver la peur. Toutefois, cette possibilité théorique nous éclaire peu. Il est difficile d'affirmer si la conduite peureuse d'une personne est due surtout à une prédisposition biologique, ou à des traumatismes acciden-tels, ou à une capacité d'imagination plus développée que la moyenne, ou encore à une éducation anxiogène. En effet, l'éducation compte aussi : notre entourage peut nous sensibiliser exagérément aux périls, en nous bombardant à tout âge d'injonctions telles que : « Attention ! Ouh là ! Sois vigilant ! Ne te blesse pas ! Ne casse rien ! Ne fais pas pleurer ta maman ! Ne blesse pas tes petits camarades ![1] » Ces injonctions anxio-gènes s'inscrivent peut-être dans une vision humaniste du monde qui tolère moins bien qu'avant la fatalité, et se préoccupe davantage qu'avant de la conservation de chaque personne et de chaque chose, sans perte, dégât ni déchet. Quoi qu'il en soit, notre façon générale de voir les choses joue un rôle important dans nos peurs, éventuellement davantage que nos prédispositions biologiques. Le travail d'intelligence des situations vise, nous le savons, à faire évoluer cette vision des choses.

Les émotions du danger

Les situations de perte et de jugement, vues dans les deux chapitres pré-cédents, sont complexes, s'agissant des émotions qu'elles peuvent occa-sionner. Les situations de danger sont plus simples, du moins tant que nous nous limitons à passer en revue les émotions les plus courantes.

---

1. Autant l'injonction particulière : « fais attention à telle chose ! » a une valeur de renseignement utile, autant l'injonction générale : « fais bien attention à toi ! » est surtout anxiogène, invitant à guetter indéfiniment des périls inconnus venant de toutes parts. Si, au fond, le message est : « je t'attache beaucoup d'importance et j'ai peur pour toi », il vaut peut-être encore mieux le dire clairement ; au moins, le nœud de ce problème de « surprotection » est plus apparent, et il est plus facile à chacun de savoir à quoi s'en tenir.

Le modèle émotionnel de base du danger

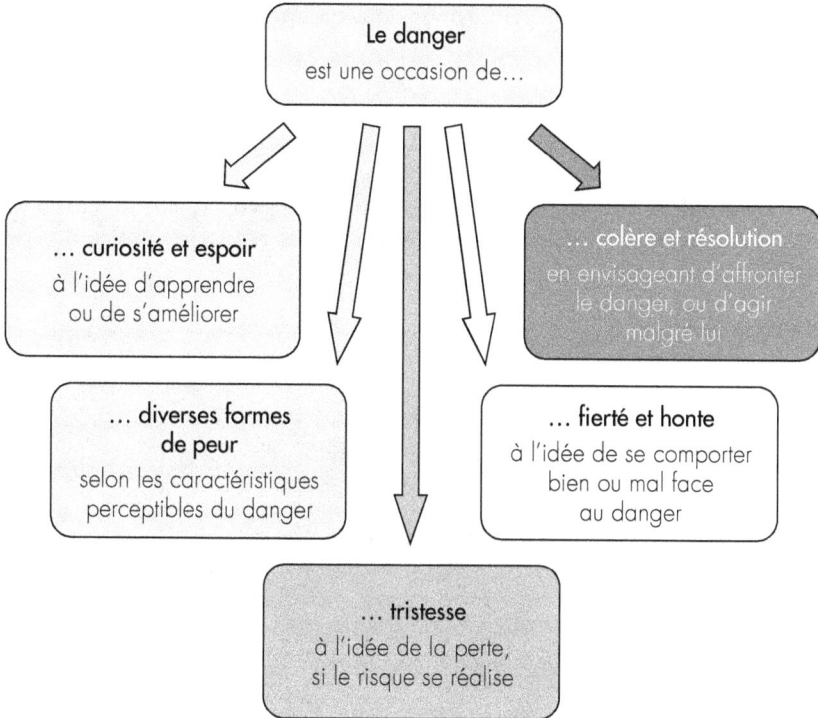

Des outils pour gérer sa peur

Utiliser les cinq piliers de l'émotion (voir chapitre 8)

Prenons un épisode de peur dans notre expérience personnelle présente ou récente, et reconsidérons-le en nous interrogeant sur cinq conditions majeures d'émotion. Un changement dans l'une de ces conditions peut atténuer ou supprimer l'émotion, ou la remplacer par une autre. Ce questionnement peut aussi confirmer et légitimer l'émotion sans changement, d'où une leçon à tirer pour nous en termes de conduites à tenir.

Conscience de la situation	Avons-nous du péril une connaissance de première main, ou par ouï-dire ? De combien de temps disposons-nous ? Savons-nous si des moyens de répondre au danger sont déjà prévus ?
Implication personnelle	Dans cette situation, qu'est-ce qui nous stimule ou nous encourage personnellement, et qu'est-ce qui nous freine ou nous déstabilise personnellement ?
Interprétation de la situation	Les menaces sont aussi une occasion d'apprendre, de nous battre, et de démontrer nos talents.
Importance accordée	Qu'est-ce qui est menacé, au juste ? Est-ce essentiel ou accessoire, par rapport au reste de notre vie ?
Vraisemblance de l'interprétation	Nous surestimons parfois le degré de possibilité et de probabilité des événements. Voir ci-dessous l'exercice pour faire émerger nos anticipations.

Faire émerger nos anticipations

Si nous avons des craintes ciblées, nous pouvons passer quelque temps à imaginer un dialogue avec un interlocuteur imaginaire bienveillant, selon les règles suivantes :

- nous expliquons notre cas, en deux ou trois phrases ;
- notre interlocuteur imaginaire nous répond : « et alors ? », au double sens de : « et qu'est-ce qui se passerait après ? » et de : « en quoi est-ce important ? » ;
- nous répondons le plus précisément possible, en deux ou trois phrases ;

194

- notre interlocuteur imaginaire nous répond à nouveau : « et alors ? » ;
- et ainsi de suite : nous nous expliquons en deux ou trois phrases, et notre interlocuteur imaginaire nous répond invariablement : « et alors ? » ;
- si nous pensons que c'est fini, essayons encore une ou deux fois : « et alors ? ».

Les interventions d'un *coach* ou thérapeute en chair et en os seraient plus variées. Toutefois, pour un exercice en solitaire, il vaut mieux nous limiter à la réplique unique : « et alors ? », qui nous empêche de tourner en rond. L'important est de toujours imaginer ce « et alors ? » sur un ton bienveillant, curieux et intéressé. Si nous l'imaginons sur un ton méprisant ou impatienté, nous devons l'imaginer à nouveau sur un ton bienveillant.

Évaluer nos chances de trouver

Pour mettre fin à une inquiétude, nous pouvons soit trouver une piste de solution, soit nous persuader que nous n'en trouverons pas ! Cette conviction négative n'est pas forcément désespérante : elle peut aussi nous faire hausser les épaules, et nous rendre disponibles pour autre chose, par exemple dormir si nous avions une insomnie. Nous pouvons éventuellement épuiser nos inquiétudes en les couchant par écrit : l'écriture est un acte qui a quelque chose de concluant, et qui nous dispense de revenir cent fois mentalement sur la même chose. Ou alors, après avoir longtemps ruminé en vain, nous pouvons nous poser les questions suivantes :

- la question qui me préoccupe est-elle difficile, très difficile, ou extrêmement difficile ?
- Mon problème est-il personnel ou comporte-t-il de vastes implications, par exemple des questions d'éducation, de justice ou d'écologie ?

- Cette question est-elle faite pour moi, considérant ma formation, ou est-elle faite pour un spécialiste, par exemple un juriste ou un psychologue ?
- Beaucoup de gens ont-ils eu le même problème que moi, et ont-ils trouvé une solution ?

Reconnaître notre marge d'échec tolérable

Souvent, la crainte de mal faire nous retient de prendre des initiatives ou de faire des promesses. Nous rejoignons ici les problèmes de honte abordés au chapitre précédent. Revendiquer un « droit à l'erreur » est une solution maladroite : où s'arrête notre droit à l'erreur, et où commence notre responsabilité ? Considérons plutôt que nos partenaires sont susceptibles de tolérer nos échecs au titre d'au moins trois motifs, sur lesquels nous pouvons raisonnablement compter :

- les impondérables, les difficultés imprévisibles. Nos partenaires peuvent reconnaître que notre échec était presque inévitable, et que n'importe qui aurait échoué à notre place ;
- le coût de l'apprentissage. Nos partenaires acceptent généralement de supporter les conséquences d'une certaine quantité d'erreurs de notre part, pour que nous devenions compétents. Les employeurs, notamment, montrent une telle tolérance vis-à-vis de leurs nouveaux employés qui apprennent le métier. Les parents, eux aussi, acceptent généralement de bonne grâce une grande quantité d'erreurs de la part de leurs enfants ;
- notre imperfection prévisible. Si nous étions super-capables et super-fiables, peut-être aurions-nous de très hautes responsabilités, avec un salaire à six chiffres ! Nos partenaires doivent bien s'attendre à un certain taux d'échec de routine de notre part.

Si nos échecs sont tels que nous avons épuisé ces trois motifs de tolérance, alors peut-être serons-nous sanctionnés, ou peut-être nos partenaires nous quitteront-ils. S'il nous semble que nos partenaires sont trop exigeants, par rapport à ce qu'ils nous apportent, nous pouvons éventuellement prendre l'initiative de les quitter. Après une séparation, volontaire ou non, il s'agit de rebondir et de nous replacer ailleurs. La crainte de l'échec est surtout vive dans une logique d'union universelle, si nous imaginons la société comme un grand mariage de tous avec tous : dans cette vision-là, si nous sommes rejetés, nous n'avons nulle part où aller. Or, cette vision est fausse : la société contient une quasi-infinité de groupes grands et petits, qui se recoupent partiellement, mais sans former une association unique. Parfois, une mésaventure d'exclusion peut s'avérer, en définitive, hautement profitable, nous donnant l'occasion de nous apercevoir que nous sommes bien mieux ailleurs.

Faire simplement connaître nos succès

La crainte du reproche d'orgueil et de prétention, la crainte de l'envie hostile, et une modestie proche de la timidité, peuvent empêcher nos mérites d'être reconnus. En effet, les autres sont généralement trop occupés de leur côté pour découvrir spontanément les mérites que nous cachons ! Les profils bas sont rarement récompensés[1]. Sans aller jusqu'à nous vanter, nous pouvons au moins faire remarquer nos succès aux autres, comme nous annoncerions une bonne nouvelle, sur un ton aimablement réjoui. Si nos rapports avec les autres sont déjà suffisamment bons par ailleurs, cela attirera relativement peu de critiques, et surtout des congratulations ; les autres se réjouiront pour nous, par sympathie.

---

1. Et même, le culot outré peut s'avérer payant, pour faire remarquer un talent exceptionnel ; le talent fait pardonner beaucoup de choses.

Réintroduire vingt pour cent de fatalisme dans notre vie

Quand nous nous donnons un but d'amélioration, comme « prévenir les accidents de la route » ou « vaincre la misère et la précarité », il nous vient typiquement tout de suite quelques bonnes idées faciles à mettre en œuvre. Les premiers bons résultats nous encouragent à faire davantage. Or, plus nous persistons, plus les bonnes idées supplémentaires sont difficiles à trouver, et coûteuses à réaliser. Nous pouvons, sans nous en apercevoir clairement, buter sur des impossibilités et contradictions insolubles ; c'est anxiogène de piétiner et de nous acharner en vain. Notre culture humaniste nous invite à cet acharnement, quitte à nous ruiner la santé, pour atteindre le zéro dégât, zéro perte : « tous les accidents peuvent être évités, impossible n'est pas français, la démission est inacceptable ». Ce discours ambiant, relativement facile, n'a pas force de loi. Tant que nous sommes suffisamment prudents et diligents pour pouvoir clamer de bonne foi, devant un tribunal, que nous nous sommes conduits en « bon père de famille » ou en « bon citoyen », c'est peut-être suffisant. Il y a déjà beaucoup d'améliorations derrière nous ; de ce point de vue, il est possible que nous ayons mangé notre pain blanc. Aujourd'hui, les améliorations supplémentaires viennent surtout de nouvelles technologies inventées de temps en temps, et non de notre acharnement individuel. Nous pouvons faire un tri entre, d'une part, quatre-vingts pour cent de projets prioritaires et praticables qui nous occuperont, et, d'autre part, vingt pour cent de projets secondaires ou trop difficiles que nous abandonnerons aux bons soins du destin.

198

Conclusion

D'un côté, nous sommes seuls face à nos émotions, car c'est nous qui les éprouvons. D'un autre côté, nous ne sommes pas seuls, car d'autres les ont éprouvées avant nous, y ont réfléchi, et en ont parlé. Ce qui se dit sur les émotions est cependant confus, car les émotions sont en partie invisibles, subjectives, et étalées dans le temps ; il est difficile de les mettre sous un microscope comme un bacille, ou même d'être sûrs que nous parlons tous de la même chose. Il est dommage que cette confusion persiste, car les émotions sont devenues un sujet d'actualité, important pour nous, qui mérite mieux. Ce livre s'est efforcé d'informer sur les émotions avec clarté, globalité et cohérence, en poussant à fond une certaine approche des émotions, plutôt qu'en faisant une collection hétéroclite d'emprunts à plusieurs approches.

Notre approche des émotions, si nous la considérons du point de vue du développement personnel et de la relation d'aide, s'appelle le travail émotionnel par l'intelligence des situations. Ses principes distinctifs sont l'interventionnisme proactif, la multiplicité des éclairages, le pari sur le sens et la sincérité, le regard aimable et critique sur les émotions, et l'utilisation de l'imaginaire dans un but de familiarisation avec les émotions[1]. Ses outils de travail sont le recadrage et la métaphore, ou, en d'autres termes, l'intervention sur la vision des choses par la parole et par l'image. Les outils particulièrement mis en avant dans les travaux pratiques de ce livre étaient les exercices de réponse multiple aux situations d'émotion et la *check-list* des « cinq piliers de l'émotion ». À côté de cela, nous avons apporté un soin particulier à inclure des éléments de déculpabilisation et de dédramatisation dans les exercices et les exposés.

Notre approche des émotions, si nous la considérons plutôt du point de vue de la recherche scientifique, est une psychologie cognitive des émotions, enrichie par un naturalisme darwinien. Nous avons multiplié les exemples parlants tirés du monde animal, étant entendu, certes, que ces exemples ne peuvent refléter que partiellement notre expérience plus proprement humaine. Il reste beaucoup à faire en recherche, pour recenser les éclairages pertinents à apporter aux diverses situations de notre vie, et pour inventer au passage des éclairages nouveaux. Il reste aussi beaucoup à faire pour identifier nos émotions plus rares et moins connues, et pour mieux comprendre leurs fonctions naturelles, leurs effets et leurs causes. La psychologie cognitive des émotions peut nous faire découvrir de larges régions de notre psychisme, et offre une nouvelle chance de tenir les promesses de vie heureuse que la psychanalyse a échoué à tenir malgré des décennies d'acharnement. Les émotions dites « primaires » comme la colère, la peur ou la joie sont seulement les arbres qui cachent la forêt des émotions ; au-delà, se trouvent de précieuses clés de compréhension de nous-mêmes, et peut-être aussi les clés des récompenses intérieures que nous avons toujours cherchées.

---

1. Ces principes s'opposent à d'autres principes de travail qui ont leurs mérites, mais qui sont incompatibles avec le travail émotionnel par l'intelligence des situations : l'écoute non directive, le prêche d'une doctrine, la manipulation bien intentionnée, le « tout ou rien » en matière de confiance accordée aux émotions, et le retour systématique au réalisme terre-à-terre.

Bibliographie

ALAIN, *Éléments de philosophie*, Gallimard, 1991.

ARISTOTE, *Éthique à Nicomaque*, LGF, 1992.

ARRIVÉ Jean-Yves, *Savoir vivre ses émotions*, Retz, 2001.

CHANGEUX Jean-Pierre,
L'Homme neuronal, Hachette Littératures, 1998.
Raison et plaisir, Odile Jacob, 1994.

COMTE-SPONVILLE André,
Petit traité des grandes vertus, PUF, 1995.
Dictionnaire philosophique, PUF, 2001.

CONZE Edward, *Le Bouddhisme*, Payot, 2002.

CSIKSZENTMIHALYI Mihaly, *Vivre, La Psychologie du bonheur*, Pocket, 2005.

DAMASIO Antonio,
L'Erreur de Descartes, Odile Jacob, 2000.
Le Sentiment même de soi, Odile Jacob, 2002.

DARWIN Charles,
L'Origine des espèces, Flammarion, 1992.
L'Expression des émotions chez l'homme et les animaux, Rivages, 2001.
La Filiation de l'homme et la sélection liée au sexe, Syllepse, 1999.

DAVID Patrice et SAMADI Sarah, *La Théorie de l'évolution*, Flammarion, 2000.

DESCARTES René, *Traité des passions*, 10/18, 1965.

DIAMOND Jared,
De l'Inégalité parmi les sociétés, Gallimard, 2000.
Effondrement, Gallimard, 2006.

FINKIELKRAUT Alain, *La Sagesse de l'amour*, Gallimard, 1984.

FLAUBERT Gustave, *Madame Bovary*, Flammarion, 2001.

FREUD Sigmund,
Introduction à la psychanalyse, Payot, 2004.
Le Malaise dans la culture, Quadrige/PUF, 1995.

GOLEMAN Daniel, *L'Intelligence émotionnelle*, J'ai Lu, 2003.

GREENFIELD Susan, *The Private Life of the Brain*, Penguin Books, 2000.

HABERMAS Jürgen, *Morale et communication*, Flammarion, 1999.

JONAS Hans, *Le Principe responsabilité*, Flammarion, 1999.

KANT Emmanuel, *Métaphysique des mœurs I et II*, Flammarion, 1994.

LELORD François et ANDRÉ Christophe, *La Force des émotions*, Odile Jacob, 2001.

LIPOVETSKY Gilles, *Le Crépuscule du devoir*, Gallimard, 1992.

MACHIAVEL Nicolas, *Le Prince*, LGF, 2000.

MALTHUS Thomas Robert, *Essai sur le principe de population*, Flammarion, 1992.

MASLOW Abraham, *Vers une psychologie de l'être*, Fayard, 1972.

ROUSSEAU Jean-Jacques, *Du Contrat social*, Flammarion, 2001.

SAUNDER Laurence, *L'Énergie des émotions*, Eyrolles, 2007.

SCHERER Klaus et SANGSUE Janique, *Le Système mental en tant que composant de l'émotion*, 1996, manuscrit non publié[1].

SCHOPENHAUER Arthur, *L'Art d'avoir toujours raison*, Circé, 1999.

SERVAN-SCHREIBER David, *Guérir*, Robert Laffont, 2003.

STEINER Claude, *L'ABC des émotions*, Dunod-InterÉditions, 2005.

VINCENT Jean-Didier, *Biologie des passions*, Odile Jacob, 1986.

WEIL Sylvie, *Trésors de la politesse française*, Belin, 1983.

---

1. Texte téléchargeable sur le site Internet de l'université de Genève.